개정판

의학논문 작성 10계

개정판
의학논문 작성 10계

초　판 1쇄 발행 2012년 8월 30일
개정판 1쇄 발행 2015년 3월 1일
개정판 6쇄 발행 2024년 11월 15일

지은이 홍성태

펴낸곳 서울대학교출판문화원
주소 08826 서울 관악구 관악로 1
도서주문 02-889-4424, 02-880-7995
홈페이지 www.snupress.com
페이스북 @snupress1947
인스타그램 @snupress
이메일 snubook@snu.ac.kr
출판등록 제15-3호

ISBN 978-89-521-1694-9 03510

개정판

의학논문 작성 10계

TEN TIPS IN WRITING MEDICAL ARTICLES

홍성태 지음

서울대학교출판문화원

개정판을 내면서

지난 2012년에 처음 이 책을 내면서 가슴이 설레었다. 과연 우리나라 독자들에게 도움이 되는 책인가? 독자들이 얼마나 찾을까? 이미 비슷한 책이 여럿 있는데 그들과 다른 내용을 전달할 수 있을까 하는 마음이었다. 그 책을 낸 다음 독자의 반응을 궁금해 하던 차에 2013년 미국에서 열린 편집인 학술대회인 "Peer Review Congress"에 참석하고 책을 전시한 곳에서 조슈아 쉬멜(Schimel, Joshua)이 쓴 책인 *Writing Science: How to write papers that get cited and proposals that get funded*를 접하였다. 그 책을 읽으면서 내가 먼저 낸 책이 아마추어 수준에 있음을 실감하며 부끄러움을 느꼈다. 조금 더 프로답게 써야 한다는 절박감이 생겼다.

2013년도 8월에는 ICMJE가 그동안 「통일양식」으로 부르던 국제 의학 학술지의 표준양식 가이드라인인 "Uniform Requirements"의 개정판 "Recommendations for the Conduct, Reporting, Editing and Publication of Scholarly Work in Medical Journals"가 공개되었다. 대한의학학술지편집인협의회는 이를 번역해 2014년도 초에 홈페이지를 통해 「의학 학술지에 게재되는 학술저작물의 생산, 보고, 편집 및 출판에 대한 권고안」이라는 제목으로 공개하였다. 처음 이 책을 출판하면서 저작권 승인을 받아 「통일양식」을 부록으로 실었기 때문에 새로 개정된 「권고안」을 새로이 독자들에게 전달할 필요성도 생겼다.

또한 논문작성에 대해 계속 강의하다 보니 초판 책의 내용 중에서 더 보완하고 수정할 것이 하나씩 늘어났다. 그림으로 설명할 필요도 생겼다. 그래서 개정판을 신속히 내야겠다는 생각을 하게 되었다. 이 개정판이 조금 더 독자들에게 도움이 되어 모두 좋은 논문을 쓰고 출판된 후 인용되는 기쁨을 누리는 데 보탬이 되기를 기대한다.

2015년 2월
홍성태

머리말

논문쓰기는 학문을 하는 사람에게 정신적으로 무거운 짐이지만 한편으로는 학문에 기여하는 성취감을 주는 신나는 일이다. 세상은 논문으로 학자의 능력을 평가하고 그에 따라 대우를 달리한다. 프로의 세계에서는 양보도 없거니와 부족한 논문을 동정하지도 않기 때문에 쓰고 발표하기까지 끊임없이 긴장해야 한다.

논문은 17세기 중반 이후 서양에서 삶에 여유 있는 사람들이 흥미로운 여러 자연 현상 또는 사회 현상을 관찰하고 그에 대한 생각을 정리해 현상을 설명하거나 논리적인 글로 발표하면서 생겨났다. 이렇게 여유로운 취미생활로 시작된 학문과 연구는 현대에 이르면서 점점 발전하고 분화해 지금은 치열하게 경쟁하는 전문 직업이 되었다. 동시에 연구의 산물인 논문도 현재의 모습으로 진화하게 되었다. 최근 논문의 절대 생산량이 급증하고 학술지도 함께 증가함에 따라 논문 출판에서 학술지끼리, 또 논문끼리 경쟁이 점점 치열해지고 있다. 특히 의학 분야는 연구 자체, 그리고 연구의 산물인 논문 발표에 국적 없는 무한 경쟁이 이루어지고 있다. 우리는 치열한 경쟁 환경에서 학술활동을 계속하고 논문을 성공적으로 발표해 학문에 기여하면서 동시에 생존해야 한다. 그 일련의 과정을 이왕이면 고통으로 생각할 것이 아니라 즐겨야 하지 않겠는가?

누구나 좋은 논문을 써서 좋은 학술지에 발표하고 싶어 하지만 그것이 그리 녹록하지 않다. 좋은 논문이 되려면 연구 디자인부터 좋아야 하고 연구의 주제가 참신해야 한다. 독창성이 높은, 남들이 생각하지 못한 연구를 수행한다면 더 이상 바랄 게 없지만 그런 연구만 계속할 수 있는 사람이 얼마나 될까? 그런 것만 바라보다가는 평생 논문 한 편 만들기 어렵다. 훌륭한 논문을 목표로 꾸준히 연구하는 동시에, 작더라도 나름대로 의미를 줄 수 있는 논문이나 추시 논문을 만들어 발표하는 것이 보통 연구자의 현실이다. 이런 것도 사실 매우 버거운 일이라 논문을 낼 수만 있으면 행복한 것이다.

논문 출판에서 내용이 중요한 것은 두말할 필요가 없지만, 이와 더불어 형식에 맞게 작성하는 것도 참 중요하다. 논문은 학문적인 관심사를 공유하는 연구자들이 보고 인용해달라고 발표하는 문서이다. 그러므로 같은 내용이라도 논문을 매력 있게 작성하려는 전략과 노력이 필요하다. 그렇게 작성한 논문은 좋은 학술지에 실릴 가능성이 높아지고, 독자가 인용할 가능성도 높아진다. 한마디로 독자가 논문을 읽기 편하게, 그리고 핵심을 이해하기 쉽게 작성하는 것이 논문작성의 기본 원칙이다.

이 책은 기생충학을 연구하면서 원저논문을 여러 학술지에 발표한 저자로서의 경험, 다른 학자들의 논문을 읽고 편집한 의학 학술지 편집인으로서의 경험, 그리고 대학원생에게 논문작성법을 강의하고 있는 교수로서의 경험을 바탕으로 저술하였다. 우리나라 의학자 대부분이 힘들어 하는 영문 원저논문 작성에 필요한 내용을 중심으로, 작성 요령을 가급적 알기 쉽게 예문을 들어 설명하고자 하였다. 이 책을 통해 의학 연구에 입문하는 대학원생이나 전공의, 전임의들이 영문 원저논문을 작성하면서 느끼는 어려움을 많이 덜어줄 수 있기를 기대한다. 나아가 논문작성에서 즐거움과 보람을 찾고 발표한 논문이 인용되는 신나는 경험을 많이 하게 되기를 기대한다.

이 책이 나오기까지 가르치고 이끌어주신, 그리고 추천사를 써주신 스승 대한민국의학한림원 조승열 회장께 감사드린다. 곁에서 여러 조언을 통해 힘을 보태주는 아내 최서윤과 함께 이 책 출간의 기쁨을 나누고자 한다. 끝으로 이 책의 원고를 교정하고 편집해 좋은 책으로 출판되도록 온갖 정성을 다한 서울대학교출판문화원의 여러 분께 감사드린다.

2012년 여름날에
홍성태

추천사

의학 연구 생활을 시작한 1960년대 말, 우리 교실의 주임교수께서는 '논문 쓸 때 참고문헌을 읽지 않고 논문에 인용하면 안 된다. 참고문헌을 잘 읽은 후 그 논문은 덮고 자기 자신의 언어로 내용을 서술해라. 한번 발표한 연구내용은 다시 출판하면 안 된다. 오자가 많은 논문은 내용이 아무리 좋아도 읽는 사람의 신뢰를 받지 못한다' 등등 지금 들으면 모두 당연한 것을 가르치셨다. 교실 세미나 시간에 이런 원칙을 수도 없이 들었지만 실제 논문을 쓸 때는 모르는 것이 너무 많았고 글재주조차 없는 까닭에 논문을 잘 쓰기가 정말 어려웠다. 연구를 마무리하면 모르는 것이 더 많아지는 것이 연구의 본질인 것과 마찬가지로 논문을 쓸 일이 많아질수록 원고작성은 점점 더 어려워졌다. 그러던 때 미국 컬럼비아 대학 샘 트렐리즈(Trelease, Sam F.) 교수의 『과학논문: 어떻게 준비하고 어떻게 쓸 것인가(The Scientific Paper: How to Prepare it, How to Write it)』(1951)라는 작은 책을 만나게 되었다. 논문작성법 고전 중의 고전인 이 책은 논문을 쓰는 사람의 자부심을 북돋고, 어떻게 하면 전문가 집단의 일원으로서 인정받을 수 있는지를 설명하면서 논문 각 부분을 작성하는 데 필요한 요점을 간결한 문장으로 설명해 크게 도움을 주었다.

그 후 논문 원고를 작성하는 지침서로 오코너(O'Connor, M)·우드포드(Woodford, F. Peter)의 『영어로 과학논문 쓰기(Writing Scientific Papers in English)』(1977)라는 책이 출판되었다. 이 책에서

는 논문 원고작성을 시작할 때 미리 투고할 학술지를 정하고 처음부터 목표로 하는 학술지의 체재에 맞추어 작성하도록 권하였다. 또 원고작성 순서도 연구결과를 먼저 그림과 표로 정리하고 그것을 바탕으로 초록을 쓴 다음 논문제목을 만들고 재료와 방법, 결과, 서론, 고찰 등의 순서로 기술하면 논문의 틀과 생각을 잘 정리하면서 작성할 수 있다고 안내하였다. 원고를 작성할 때 이 책에서 권고한 그대로 모두 따라 할 수 있지는 않았지만 여하튼 크게 도움이 되었다. 1980년대에는 논문작성 지침서, 특히 의학논문 지침서가 봇물 쏟아지듯 나타났다. 동시에 정형초록이 출현하고, 요구하는 통계처리 방법이 정교해짐에 따라 원고작성 방식도 변화하였다. 현대의학의 빠른 변화만큼이나 의학논문 환경은 계속 빠르게 변화하고 있다. 특히 밴쿠버 그룹의 「생의학 논문의 통일양식(Uniform Requirements for Manuscripts Submitted to Biomedical Journals)」 1997년판은 1979년의 초판과는 전혀 다른 내용을 추가로 담았다.

1990년대 SCI 열풍이 우리나라 의학을 강타할 당시 의학 분야는 '대한의학학술지편집인협의회'를 구성하고 우리나라 의학 학술지의 장기적 발전을 위해 여러 가지로 노력하였다. 그 노력만으로 변화한 것은 아니겠지만 우리나라 의과대학과 병원은 SCI 학술지에 2009년 추산 약 8,000편의 논문을 발표하는 수준으로 발전하였다. 현대문명의 꽃과 같은 현대의학은 보편적 의학지식을 추구한다. 우리도 현대의학 발전에 활발히 참여해 인류 건강 향상에 기여해야 하고 그러려면 논문을 쓰는 안목이 모든 측면에서 국제적 수준이어야 한다. 우리나라 의학 분야의 주류는 이미 국제적 수준이지만 아직 발전의 여지가 많다. 연구를 이제 시작하는 학생부터 연구를 지도하는 교수가 모두 국제 수준으로 연구하고 논문을 쓸 수 있도록 각 연구자와 연구기관이 함께 노력해야 한다.

이 책의 저자 홍성태 교수는 변화하는 환경에 적합한 의학 논문 작성법을 설명할 수 있는 몇 안 되는 전문가 중 한 사람이다. 저자는 대한의학학술지편집인협의회에서 오래 활동하였고 현재 그 조직의 임원으로 전체를 이끌고 있다. 밴쿠버 그룹의 「통일양식」 2008년판을 번역하였고, 대한의학회가 발행하는 영문학술지 *Journal of Korean Medical Science*의 편집인으로 실무에 종사하고 있을 뿐 아니라 서울대학교에서 대학원생을 위한 의학논문 작성법 강좌의 책임자로 다년간 기여하고 있다. 저자는 이 책에서 의학논문 원고작성에 대한 독창적인 설명 체계를 만들었다. 그리고 논문과 논문작성에 대한 자신의 관점을 간략하고 명백하게 서술하고 있다. 어색해 보이는 서술이 없는 것은 아니지만 그것은 빠르게 변화하는 우리의 언어 관습을 이 추천자가 따라가지 못하는 것일 수 있다고 생각한다. 독자는 이 책을 즐겁게 읽고 저자가 전하고자 하는 바를 빠르게 이해할 수 있을 것이다.

조승열

전 대한민국의학한림원 회장

성균관대학교 명예교수

차례

1

논문이란 무엇인가 Scientific Articles

논문의 정의: 논문은 학술적인 주장을 다른 학자에게 전달하는 문서이다. 통상 정기적으로 출판하는 일정한 학문적 범위의 학술지를 통해 논문을 공개함으로써 다른 전문가와 연구결과를 공유한다. 학자들은 이렇게 공개된 관련 논문의 내용을 모아서 지식을 만들고 이를 바탕으로 교과서를 집필하게 된다. 따라서 논문을 단순하게 정의하면 "학술지를 매개로 저자의 창의적인 학술성과를 학문적 관심사를 공유하는 전문가들에게 공개하는 문서"라 할 수 있겠다. 중요한 것은 원저논문에 교과서적인 주장이 아니라 교과서에는 없는 주장이 나와야 한다는 점이다. 즉, 논문은 새로운 학술적 시선을 동일 분야 전문가들에게 주장하고 공감을 요구해야 한다. 그러기 위해 논문은 학술적 독창성과 원저성을 가져야 한다. 논문은 철저히 전문가들의 학술 문서이다. 따라서 논문작성과 출판의 세계에서는 비전문가, 미숙한 초보자라고 관용을 베풀어주지 않으며, 부족한 논문은 가차 없이 출판을 거부한다. 그러므로 프로의 세계에서 살아남을 수준의 논문이라야 경쟁력을 가진다.

논문작성의 원칙: 논문은 위에서 규정하였듯 학문적 공동 관심사를 가지는 전문가들의 공유물이다. 다른 전문가들이 읽고 나의 주장에 동조해 내 논문을 인용하라고 글로 작성해 공개하는 문서이다. 즉, 출판된 후에 한 번도 인용되지 않는 논문은 죽은 논문이다. 논문의 생명력은 인용에서 비롯한다. 그러므로 이러한 논문의 본래 기능에 충실하게, 즉 관련 전문가들이 읽고 잘 이해해 내 주장에 동조하고 그래서 이를 인용하도록 작성하는 것이 논문작성의 기본 원칙이다. 또한 학술지가 논문을 전달하는 매개체이므로 논문을 출판하려는 학술지의 양식과 규격에 맞게 작성해야 한다.

의학논문의 종류: 통상 별다른 표시 없이 논문이라 표현하면 원저논문(Original Article)을 지칭한다. 그 외 종설(Review Article), 특별논문(Special Article), 연구단보(Research Note, Brief Communication), 증례보고(또는 사례보고, Case Report), 독자투고문(또는 독자통신, Correspondence, Letter to the Editor), 사설(Editorial) 등이 학술 전문가 사이에서 학술지를 매개로 소통하는 문서의 유형이다. 이 밖에 학술지에 따라 필요한 유형을 만들어 독자에게 제공한다. 이 책에서는 원저논문과 증례보고 작성을 다룬다.

논문의 투고부터 출판까지: 완성된 논문 원고를 대표저자가 학술지 편집인에게 보내는 과정을 투고라 한다. 일단 투고하면 그 후에는 마음대로 저자나 소속을 수정하기 어렵다. 따라서 저자들은 투고 이전에 서로 협의해 투고한 다음 저자를 수정하는 일이 없도록 유의해야 한다. 원고가 접수되면 고유번호를 부여하고 편집인이 사전검토(preview 또는 triage)를 한다. 이는 논문의 주제나 내용이 학술지의 학문영역(scope)에 맞는지, 심사를 할만한 내용인지 검토하는 단계로, 투고량이 많은 학술지는 많은 원고를 전문가심사(peer review) 전에 사전검토로 반려한다. 일단 여기서 선택된 원고를 대상으로 전문가심사를 진행한다. 편집인은 이 논문의 가치와 내용을 가장 잘 알만한 전문가를 찾아서 출판 전 원고상태의 논문을 읽고 평가하도록 요청한다. 그리고 편집인은 그 의견을 토대로 원고를 반려하거나 저자에게 수정을 요구한다. 저자는 수정요구서를 받으면 일정 시한 내에 원고를 수정해 재투고한다. 물론 저자가 수정요구 의견을 모두 반영할 의무는 없고 합당한 근거와 함께 반론을 제기하면 수용될 수 있다. 재투고된 원고를 검토해 편집인은 추가로 심사하거나 수정을 요구할 수 있다. 수정이 충분하면 원고를 출판하기로 결정하고 이를 저자에게 통보한다. 학술지에 따라 통계전문가나 원고편집인이 있어 추가로 통계처리, 원고의 영문교열, 학술지 양식 보완 등을 추가로 진행하기도 한다. 저자는 채택된 원고의 학술지 편집상 원고수정에 동의해야 한다. 원고의 중복성을 CrossCheck 등 원문검색 프로그램을 이용해 검토하는 학술지도 있다.

학술지에 따라 조금씩 다르지만 투고된 원고가 출판 대상 논문으로 결정되면 저작권 이양동의서, 게재료 납부 확인서 등의 서식을 제출하도록 요구한다. 이를 마치면 편집상 수정이 끝난 원고는 인쇄를 위해 권호를 부여하고 원고의 순서를 정해 페이지를 매긴다. 원고를 인쇄용으로 조판한 다음 이를 가인쇄해 저자에게 교정을 의뢰한다. 요즘에는 PDF 파일로 변환해 저자가 확인·교정하도록 한다. 저자는 조판된 논문에 대해 교정 의견이 있으면 지정된 방법으로(우편, 이메일, 팩스 등) 분명하게 의견을 보내 인쇄 전에 원고를 교정한다. 이 교정은 대개 1-2일의 기한을 두므로 받는

즉시 처리해야 한다. 교정뿐 아니라 저자가 편집인과 어떠한 교류를 하는 경우 가급적 신속하게 처리하는 것이 유리하다. 별책(reprint 또는 offline print) 주문을 함께 하는 학술지가 많은데, 원색인쇄할 그림이 있으면 그 인쇄 주문도 이때 해야 한다. 조판, 별책주문, 원색인쇄 등이 끝나면 출판비용이 모두 산정되므로 학술지는 이를 납부하도록 저자에게 주문한다. 최근에 늘어나는 개방학술지(Open Access Journal)는 출판비용을 저자가 부담하므로 게재료 액수가 비교적 많다. 상업출판사가 출판하는 학술지는 대부분 게재료가 없고 그 비용을 학술지를 구독하는 독자가 부담한다. 게재료가 없는 학술지라도 별책을 추가 인쇄하거나 원색인쇄가 있으면 이를 저자가 부담한다.

2

의학논문의 「권고안」 ICMJE Recommendation

1978년도 캐나다 밴쿠버에서 처음으로 자리를 함께한 주요 의학 학술지 편집인들이 국제적으로 통용되는 학술지의 통일된 양식을 제안하기로 의견을 모았다. 즉, 의학 학술지마다 제각각 사용하는 논문의 형식을 가장 보편적으로 사용되는 유형을 기준으로 규격화해 이를 회원 학술지가 지키도록 하자는 결정이었다. 그렇게 하여 탄생한 것이 소위 "밴쿠버양식(Vancouver style)"으로 불리는, 현재 가장 보편적으로 활용되는 의학논문의 기본 양식이다.

밴구버에서 시작한 주요 의학 학술지 편집인 모임은 이후 ICMJE(International Committee of Medical Journal Editors, 국제의학학술지편집인협의회)로 구체화되어 본격적인 활동을 시작하였다. ICMJE의 여러 성과 중 하나가 「통일양식」이라고 부르는 「생의학 학술지 투고원고의 통일양식: 생의학 논문원고의 쓰기와 편집(Uniform Requirements for Manuscripts Submitted to Biomedical Journals: Writing and Editing for Biomedical Publication)」의 작성과 보급

이다. 1979년에 공식적으로 작성·발표된 이 문건은 그 후 여러 번 개정되어 2010년도에 제7차 개정판으로 발표된 바 있다. 이 문건은 2013년도에 전면 개정하면서 명칭이 「권고안(ICMJE Recommendation)」으로 변경되었다. 이 「권고안」은 ICMJE 홈페이지(http://www.icmje.org)에서 원문을 내려받을 수 있고 대한의학학술지편집인협의회 홈페이지(http://www.kamje.or.kr)에서 한글 번역본을 구할 수 있다(부록 2 참조).

이 「권고안」에서 권하는 논문 양식으로 소위 밴쿠버양식은 전 세계 의학 학술지 약 70% 이상이 채택하는 기본 양식이므로 이에 익숙해지는 것이 논문의 작성, 편집, 출판 등 전 과정에 매우 편리하다. 각 학술지 투고규정은 대부분 밴쿠버양식을 기본 틀로 하는 「권고안」을 간소하게 정리해 사용하고 있다. 이 「권고안」이 논문의 형식보다 더 중요하게 담고 있는 내용이 편집 관련 사항과 연구윤리이다. 논문과 학술지가 분화하고 향상되면서 이러한 사안들이 복잡해지고 어려워지고 있어 전 세계적인 가이드라인으로 「권고안」을 규정하고 있다. 〈부록 2〉에 첨부한 「권고안」의 번역본을 정독하기를 권한다.

3

의학 원저논문 원고작성 Writing of Manuscripts

1) 개요

원저논문에서 학술적 독창성과 원저성뿐 아니라 객관성과 완전성도 중요하다. 논문은 학술지에 발표할 목적으로 작성하므로 대상 학술지에 잘 발표될 수 있도록 학술지 고유 양식에 맞추고 필요한 모든 기본 요건을 갖추어야 한다.

2) 기본 원칙

논문은 읽기 편하고 이해하기 좋게 작성하는 것이 기본 원칙이다. 표지, 본문, 표, 그림 등 원고의 모든 부분을 그 원칙에 기반해 준비해야 한다. 이러한 원칙은 독자가 논문을 보고 쉽게 이해하고 인용해달라는 논문 출판의 원래 목적을 달성하기 위한 것이다. 그러나 논문에 따라 내용이 복잡하고 이해가 어려운 각종 자료를 설명해야 하는 경우가 있을 수 있다. 이런 경우는 논문작성이 매우 어렵겠지만 그래도 저자가 노력하면 훨씬 읽기 쉬운 논문이 될 수 있다. 일단 논문의 초고를 작성한 다음 독자의 시각에서 반복해 읽고 수정한다. 즉, 철저하게 독자의 입장에서 논문을 작성한다. 다음에 설명하는 논문작성 요령 10계는 그러한 원칙을 요약 정리한 것이다.

3) 논문작성 요령 10계(Keep Ten Tips of Writing)

제1계 **논문작성을 기획하자**(Keep Design of Article)

제2계 **투고규정을 준수하자**(Keep Formatting Requirements)

제3계 **일관성을 유지하자**(Keep Consistency)

제4계 **자신감 있게 결론을 주장하자**(Keep Scientific Confidence)

제5계 **하나의 이야기를 만들자**(Keep Your Story)

제6계 **간결한 문장을 만들자**(Keep Sentences Sexy, KESS)

제7계 **매력 있는 제목을 만들자**(Keep Rule of Ten 1)

제8계 **이해하기 쉬운 초록을 만들자**(Keep Rule of Ten 2)

제9계 **논문의 시작과 끝으로 입체감을 만들자**

(Keep Rule of First & Last)

제10계 **이음단어를 활용하자**(Keep Connecting Words)

4) 논문작성 요령 10계의 설명

제1계 논문작성을 기획하자(Keep Design of Article)

논문을 쓰기에 앞서 논문작성 기획이 필요하다. 연구하기 전에 연구목적과 구체적인 대상, 방법, 일정을 미리 기획하는 것과 같은 이치로 논문을 미리 기획해 작성한다. 기획할 내용은 논문에 포함할 연구결과의 범위, 학술적 결론, 투고대상 학술지, 저자와 기여자의 범위와 순서, 참고문헌 등이다. 이러한 내용을 미리 정하면 논문작성을 훨씬 쉽게, 중복되는 과정 없이 한 번에 마칠 수 있다. 기획은 공저자들이 함께 모여 "여러 자료 중에서 어디까지 이 논문에 포함할 것인가, 이 자료로 충분한가 아니면 무엇이 모자라서 더 보충할 것인가?" 하는 질문으로부터 시작한다. 결과를 검토하면서 결과를 토대로 주장할 학술적 결론을 결정하면 논문작성에서 가장 중요한 것이 정해진 셈이다. 이를 공저자 전원이 모여 정하는 것이 실제로 중요하다. 그러면 이 결론에 부합하게 목적을 작성하고 그 결론에 자연스럽게 이르도록 서론과 고찰을 작성하는 것이 가능해진다.

투고할 학술지를 미리 정하고 그 학술지의 양식에 맞게 작성하는 것도 중요하다. 학술지는 학문적 범위(scope)에 맞으면서 해당 논문과 같은 내용과 수준의 논문을 많이 출판하는 것을 고른다. 물론 가급적 출판될 가능성이 높으면서 명성이 높은 학술지가 우선 대상이 될 것이다. 학술지의 언어, 출판국, 논문의 출판대기 기간 등을 추가로 고려해야 한다.

그 다음 기획단계에서 정할 중요한 사안이 저자됨(Authorship)

이다. 논문의 제1저자와 책임저자, 공저자, 그리고 저자의 순서 등을 기여도에 따라 논문작성 전에 전체 연구자가 모여서 결정하는 것이 바람직하다. 저자들은 공동으로 논문의 내용에 대해 책임을 져야 한다. 인용할 참고문헌도 가급적 논문작성 이전에 결정하는 것이 좋다. 논문작성 이전에 미리 관련된 문헌을 준비해 읽은 다음 논문을 작성한다.

제2계 **투고규정을 준수하자**(Keep Formatting Requirements)

투고할 학술지를 정하면 그 학술지의 투고규정을 보고 이에 맞추어 원고를 작성해야 한다. 당연한 이야기이지만 논문을 쓴 다음 학술지를 정해서 학술지 양식에 맞추어 수정하는 것은 비효율적이다. 처음부터 목표 학술지를 정하고 그 학술지의 양식에 맞추어 작성하도록 한다. 원래 목표로 한 학술지에 맞게 작성한 논문을 다른 학술지에 투고하게 되면 당연히 새 학술지 양식에 맞도록 수정해야 하는데, 이를 소홀히 해 규정을 어기게 되기 쉽다. 이러한 경우 자칫 무성의한 저자로 인식될 수 있다. 보통 편집인이 투고규정을 지키지 않았다는 이유 하나로 원고를 반려하지는 않지만, 중요한 지적사항이 될 것이며 투고규정을 준수하지 않은 원고를 투고한 사실이 저자에게 유리할 리 없다. 최근 논문 양식은 편집과정에서 수정하므로 양식보다 내용을 충실히 하라는 학술지도 있지만, 그렇더라도 투고규정을 지켜 원고를 준비하라는 주문은 아무리 강조해도 지나치지 않는다. 이 준수 내용에 기본 형식, 길이 제한, 참고문헌 표시, 도표의 작성뿐 아니라 각종 부호, 단위 표기, 기울임체, 대소문자, 띄어쓰기 등 논문작성과 관련된 모든 사항을 포함한다. 같은 밴쿠버양식이라도 세부사항에서는 학술지마다 상당히 다르기 때문에 이를 잘 파악해 맞추어야 한다. 투고규정을 자세하게 읽어보고 일일이 그에 맞게 작성하는 것은 시간을 많이 소모한다. 따라서 실제로는 최근 호에 발표된 비슷한 내용의 논문을 보고 그에 맞게 작성하는 것이 요령이다. 모든 사항을 완벽하게 맞추어 투고되는 원고가 그리 많지 않은 것이 현실이다.

제3계 일관성을 유지하자(Keep Consistency)

도표를 포함해 논문 전체에서 여러 개의 연구내용 혹은 항목을 기술하거나 용어를 나열하는 경우 순서를 일정하게 유지한다. 즉 제목부터 초록, 서론, 재료 및 방법, 결과, 도표, 고찰 등에서 이를 기술하는 경우 일정한 순서대로 기술하며, 보통 중요한 것부터 먼저 쓴다. 중요하다는 것은 결론과의 밀접성을 기준으로 한다. 이러한 일관성은 독자에게 믿음을 주고 이해를 쉽게 한다. 논문을 작성하기에도 편리하다. 물론 용어도 통일한다.

제4계 자신감 있게 결론을 주장하자(Keep Scientific Confidence)

연구를 통해 얻은 결과에 자신감을 갖고 이를 근거로 학문적인 주장을 할 수 있어야 원저논문으로 성립된다. 여러 제약에 의해 저자가 자신감을 갖지 못하면 원저논문의 가치가 없어진다. 몇몇 제약에도 불구하고 이 논문의 의미가 있음을 설명하고 결론을 분명하게 강조해야 한다. 원저논문에서 겸손이나 주저함은 미덕이 아니라 부실하거나 엉터리 연구라는 인상을 준다. 그렇다고 성급한 추론이나 논리의 비약이 있어서는 안 된다. 철저하게 기존 논문과 연구결과에 근거를 둔 결론을 이끌어내고 이를 자신 있게 주장해야 한다. 그래야 독자의 동의를 얻을 수 있다. 학자는 독자가 동의하는 논문을 통해서 학문적인 소신을 주장하고 만들어가는 것이다. 또한 공저자는 논문에 포함된 전체 자료에 대해 함께 책임을 지고 이를 서로 신뢰할 수 있어야 한다.

제5계 하나의 이야기를 만들자(Keep Your Story)

하나의 논문은 하나 이상의 학술적인 이야기를 만들어야 한다. 이 이야기의 뼈대를 만들고 이 뼈대에 필요한 살을 붙이고 피부를 발라서 보기에도 좋고 이야기가 잘 전달되도록 하는 것이 논문쓰기이다. 논문 하나는 최소한 하나의 이야기를 제시해야 원저로 그 가치를 인정받게 된다. 저자는 연구결과를 잘 모아서 학술적으로 흥미로운 이야기를 만들어내는 능력을 키우고자 노력해야 한다. 보통 의학논문은 단일 주제에 단일 이야기를 만드는 것이 흔하기 때문에 개념을 잡으면 이를 정리하기 어렵지 않다.

제6계 간결한 문장을 만들자(Keep Sentences Sexy, KESS)

영문은 간결하고 짧은 문장으로, 논문 전체적으로 군더더기 없이 작성한다. 내용도 필요한 것만 기술한다. 작성한 문장의 순서와 논리의 전개 등을 자연스럽게 엮어 논문을 매력 있게 만든다. 한국 사람이 작성한 영어 문장은 자칫 길어지기 십상이다. 특히 주어부가 길어져서 이해를 어렵게 하곤 한다. 문장을 짧게 쓰는 것이 논문을 이해하기 쉽게 만드는 기본이다. 초고를 작성할 때는 자칫 문장이 길어지기 마련이다. 그러므로 일단 완성한 초고를 숙성 과정에서 논문을 짧고 맛있고 매력 있게 다듬어야 한다. 이렇게 짧은 문장으로 작성한 논문이 읽기 쉬우므로 자연스럽게 독자친화적인 논문이 된다.

제7계 매력 있는 제목을 만들자(Keep Rule of Ten 1)

일반적으로 독자는 웹 데이터베이스에서 핵심단어로 논문을 검색하면서 가장 먼저 제목을 보게 된다. 이 검색에서 제목을 읽은 독자의 10%만 초록을 읽는다는 가설이다. 즉, 제목을 흥미롭고 매력 있게 제시하지 않으면 10%도 관심을 얻지 못하므로 제목을 잘 만들어야 독자의 눈길을 끌 수 있다. 매력 있는 제목으로 10%를 넘는 독자가 초록을 보도록 하자. 매력 있는 제목에 이끌린 독자 모두가 관심을 가지고 초록을 보게 만드는 것에서 논문의 흥행이 시작하는 것이다. 제목이 논문 세일즈의 시작이고 논문이 생명력을 가지는 출발점임을 명심하자.

제8계 이해하기 쉬운 초록을 만들자(Keep Rule of Ten 2)

매력 있는 제목에 이끌린 독자가 우선 읽는 것이 초록이다. 초록을 읽은 독자가 더 흥미를 가지면 도표와 함께 원문을 보게 된다. 여기서 초록을 읽은 독자의 10%만이 원문을 읽는다는 가설을 제시한다. 그러므로 저자는 이 비율을 높이려고 노력해야 한다. 제7계와 8계의 가설을 합하면 제목을 본 사람의 1% 정도가 원문을 보고 그중에서 일부가 내 논문을 인용한다는 말인데, 이는 너무 낮은 비율인가? 아니면 높은 비율인가? 실제로 몇 명이나 내 논문을 읽을까? 논문을 출판하면서 몇 명이 내 논문을 인용할지 어림해보자. 이 1%보다 높은 비율, 더 많은 독자가 본문을 읽도록 하면 논문의 흥행에 성공하게 될 것이다. 내 논문을 인용하는 독자가 많게 하려는 노력의 시작이 제목과 초록을 매력 있게 작성하는 일이다. 그래서 제목을 읽은 사람이 모두 논문을 정독하게 만들면 행복한 저자가 될 것이다. 대부분 글로벌 온라인 문헌검색 엔진이 초록을 무제한으로 퍼 나르므로 논문은 일단 제목과 초록을 통해 인용여부를 판가름한다. 따라서 초록으로 논문의 가치를 충분히 전달하기 위해 노력해야 한다. 이런 노력을 하면 같은 내용의 논문이라도 그 생명력을 높일 수 있다.

제9계 논문의 시작과 끝으로 입체감을 만들자(Keep Rule of First & Last)

논문의 각 요소별 또는 문단별로 시작과 끝을 잘 만들면 입체감을 주고 완성도를 높여 독자에게 논문의 내용을 가장 잘 전달하는 매력 있는 논문으로 탄생한다. 서론이나 고찰에서 첫 문단은 주제문단(topic paragraph), 중간에 전개문단(extension paragraph)을 넣고, 끝 문단은 정리문단(resolution paragraph)으로 작성한다. 한 문단 안에서는 첫 문장을 주제문장(topic sentence)으로, 끝 문장을 정리문장(resolution sentence)으로 작성한다. 그 가운데는 전개문장(extension sentence)으로 잇는다. 초고부터 이렇게 작성하기는 어려우므로 일단 초고를 완성한 다음 시간을 갖고 원고를 숙성하는 동안 이렇게 입체적인 논문으로 다듬는 것이 현실적이다. 구체적인 작성방법은 5장「원저논문의 구성요소별 작성」에서 예문으로 설명한다.

제10계 이음단어를 활용하자(Keep Connecting Words)

하나의 문단에서는 하나의 소주제를 다루고, 앞뒤 문장이 서로 이음단어(connecting words)로 연결되도록 작성한다. 첫 문장이 해당 문단의 주제어를 던지고 다음 문장에서 앞 문장의 핵심단어를 하나 이어받아 이를 포함해 작성하는 것을 말한다. 즉, 앞뒤 문장이 계속 공통단어로 이어지도록 한다. 처음부터 그렇게 쓰기는 어려우니 초고를 완성한 다음 시간을 가지고 논문을 숙성

시킬 때 문장이 이렇게 연결되도록 수정한다. 문장 간 연결이 어려운 경우는 문단을 바꾸어도 된다. 이렇게 이음단어를 활용하는 것 또한 독자 친화적이고 논문의 매력을 높이는 방법이다.

5) 논문작성 순서

절대적으로 정해진 논문작성 순서는 없다. 저자에 따라 편리하고 익숙한 방식으로 작성하면 될 것이다. 여기에서는 논문을 처음 쓰는 사람을 위해 일반적으로 통용되는 바람직한 작성 요령과 순서를 소개한다.

① 작성 기획: 앞의 작성 요령 제1계가 논문작성의 기획이다. 대상학술지, 논문의 내용과 결론(이야기), 저자됨과 순서, 참고문헌 등을 정한다. 그러고 나서 그에 따라 작성한다.

② 참고문헌 검토: 인용할 논문 원본을 모두 미리 확보해 내용을 검토한다. 어느 논문의 어느 내용을 작성하는 논문의 서론, 방법, 고찰 중 어디에서 인용할 것인지를 정해 둔다. 고찰에서 인용할 문헌의 경우 특히 긍정적으로 인용할 것과 부정적으로 언급할 것을 구분해 둔다.

③ 도표의 작성: 논문의 구성요소 중 가장 먼저 완성할 부분이 도표이다. 자료를 그 성격에 따라 그림 또는 표로 정리하고 이를 토대로 논문을 작성한다. 학술지에 따라 도표의 분량에 제한을 두는 경우가 있으므로 이를 미리 알아보아야 한다. 그리고 표의 숫자나 염기서열 같은 자료에서 오류가 나기 쉬우므로 오류가 없도록 철저하게 검토한다.

④ 서론 작성: 연구의 배경과 목적을 기술한다. 이 연구논문

의 학술적 의의를 잘 설명해야 하는 부분이다.

⑤ 재료 및 방법: 연구에 사용한 연구재료나 환자에 대해 기술하고 실험방법을 기술한다. 연구계획 단계에서 대부분 완성되어 있는 경우가 많다. 연구계획을 토대로 실제 수행한 내용을 미리 작성하기도 한다. 연구의 객관성을 담보하는 부분이므로 구체적으로 기술한다.

⑥ 결과: 연구에서 얻은 결과 중 핵심사항을 중심으로 문장으로 기술한다. 그림이나 표가 있으면 반드시 본문에서 인용하고 인용 순서대로 일련번호를 붙인다. 도표를 완성한 다음 결과를 바로 작성하기도 한다.

⑦ 고찰: 결과를 설명하고 그 학술적 의미를 기술한다. 그 핵심은 결과에 근거하는 결론으로, 이것이 독자에게 전달하려는 학술적인 창의성 있는 이야기이다.

⑧ 감사문: 기여자나 도움을 준 사람들에 대한 감사의 뜻을 기술한다. 연구비 지원사항을 표지 또는 감사문에 기술한다.

⑨ 참고문헌: 미리 준비된 문헌의 목록을 학술지 투고규정에 맞게 작성한다.

⑩ 그림목록 작성: 그림의 제목과 설명문을 작성한다.

⑪ 초록(Abstract): 초록만으로도 논문 전체를 이해할 수 있도록 작성한다. 초록을 처음 도표 완성 후에 작성하기도 한다. 초록의 끝에 중심단어(Key Words)를 기입한다.

⑫ 논문의 제목 작성(Title): 중심단어를 잘 조합해 매력 있는 제목을 작성한다. 제목은 기획단계에서 작성할 수도 있다.

⑬ 논문 표지 작성(Title Page): 제목과 저자명, 저자소속, 책임저자명과 주소, 연락처 등을 기입한다.

⑭ 투고문(Covering Letter, Submission Letter): 편집인에게 원고와

함께 제출하는 서신형 문서로 원고의 마지막에 작성한다.

6) 원고 완성 단계에서 유의사항

① 신속하게 초고를 완성한다. 논문에 들어갈 도표를 작성하는 것으로 논문의 초고 작성을 시작해 1-2주일 내에 집중해 원고 전체를 완성하는 것이 좋다. 저자가 계속 집중하지 못하고 질질 끌다보면 순식간에 일 년을 넘기기 쉽다. 일단 시작하면 원고에 집중해서 단기간에 초고를 완성해야 이후 논문의 진도가 수월하다. 초고 작성에서 시간을 많이 소모하면 연구의 창의성이나 원저성을 상실할 수 있고 정확도도 떨어질 우려가 있다. 같은 생각으로 같은 연구를 하는 사람들이 다른 곳에서 같은 시기에 연구를 수행하고 있다고 생각하면 논문작성을 늦출 수 없다. 열심히 연구한 논문의 원저성을 지키기 위해서도 신속하게 논문을 작성할 필요가 있다. 초고작성에서 가장 중요한 것은 자료의 틀림이나 빠짐이 없이 도표를 완성하고 본문을 작성하는 것이다. 이를 확실하게 하기 위해 작성한 도표를 원자료와 꼭 정밀하게 대조한다.

일단 완성된 초고를 덮어두었다가 1-2주의 간격을 두고 다시 읽으면서 수정·보완한다. 이 과정을 여러 번 반복하고 논문으로 틀이 완성되면 공저자들이 돌려보면서 함께 수정한다. 이 과정에서 저자들이 처음 기획 단계에서 논의한 논문의 내용과 어긋나는 부분이 무엇인지 반드시 점검한다. 문장을 간결하게 정리하고 이음단어를 통해 한 문단 안에서 앞뒤 문장이 이어지도록 연결한다. 논문의 입체감을 주는 주제문단, 전개문단, 정리문단의 배열, 한 문단 내 주제문장과 정리문장의 구성 등 논문 다듬기 손질을 이때 하는 것이 좋다. 마지막에는 원어민의 교열을 받아 영문 오류가 없도록 검토하면서 원고를 완성한다.

② 학술지와 심사자에 우호적으로 작성한다. 학술지는 감정이 없으나 학술지를 만드는 사람들에게는 감정이 있다. 조금이라도 이들의 감정을 우호적으로 만들면 유리할 것이 당연하다. 그러므로 투고할 학술지의 편집인과 전문가심사자가 저자나 논문에 대해 호감을 느끼도록 작성하는 전략이 필요하다. 편집인이 호감을 가지게 하는 방법은 해당 학술지에 출판된 논문을 인용하는 것이다. 특히 최근 2년 이내 논문을 인용하면 이는 학술지의 인용지수(impact factor)를 높이는 데 도움이 되므로 편집인 입장에서는 반가울 것이다. 또 전문가심사자는 같은 분야의 연구자이므로 발표한 동일 주제 다른 논문의 저자이기도 하다. 그러므로 심사할 가능성이 있는 연구자의 논문이 있으면 이를 인용해 존중한다는 인상을 주면 유리할 것이다. 이런 전략은 논문의 게재 확률을 올릴 수 있다. 물론 학술적인 근거를 토대로 인용하거나 기술해야 한다.

③ 오류 없는 원고 준비가 필수적이다. 요즈음에는 컴퓨터 워드프로그램으로 원고를 준비하므로 오류가 없도록 작성하는 것이 쉬워졌다. 원고에 오류가 많으면 편집인이나 심사자는 일단 논문에 대한 신뢰가 떨어지고 저자가 불성실

하다고 느낀다. 저자가 보기에 오류가 없다고 해도 어디엔가 미처 보지 못한 오류가 남아 있기 쉽다. 오류가 논문 전체에서 하나 정도에 그쳐야 한다. 여기에서 말하는 오류란 오타나 명백한 문법적인 잘못을 말한다. 심각한 오류는 단순한 오타가 아니라 내용에서의 오류를 말하며, 이런 것은 물론 없어야 한다. 만약 심각한 오류가 있으면 출판 거부사유가 된다.

④ 출판 예정시점을 파악하고 투고한다. 전반적으로 심사를 거쳐 편집인이 출판을 결정하고 실제로 논문으로 발표되기까지 학술지마다 그 사정이 다르지만 보통 거의 1년이 소요된다. 즉, 저자는 실제 출판일을 예상하고 원고를 준비·투고해야 한다.

⑤ 최근에는 온라인 투고가 대부분이다. 따라서 원고는 반드시 MS Word로 작성한다. 영문의 글자체가 상당히 많지만 국제 표준인 Times New Roman체 11포인트 크기로 작성한다. 줄간격은 모두 두 줄(double space)을 유지하고 문단은 왼쪽맞춤한다. 표지는 별도 파일로 만드는 학술지가 많으므로 투고규정을 잘 보고 작성한다. 하나의 파일로 작성하더라도 페이지를 분리한다. 초록을 본문 파일의 가장 앞에 별도 페이지로 만들고 서론부터 고찰까지 하나의 본문으로 페이지 구분 없이 작성한다. 참고문헌을 별도 페이지로 만들고 그 뒤에 표를 순서대로 하나씩 별면에 작성한다. 가장 뒤에는 그림목록을 별면에 작성한다. 전체 원고에 페이지를 부여한다. 학술지에 따라 투고 전에 저자가 줄번호를 매기

도록 요구하기도 하고, 표와 그림을 모두 하나씩 별도의 파일로 올리라고 요구하기도 하므로 학술지 규정을 보고 준비한다.

⑥ 최종 원고를 영문교열을 받아 완성한다. 우리가 영문으로 원고를 작성하면 문법적으로 맞더라도 어색한 표현이나 부적절한 어휘 사용을 피하기 어렵다. 완성한 원고를 원어민의 도움을 받아 다듬는 것이 완성도를 높이기 위해 필요하다. 요즈음은 여러 회사에서 영문 교열 서비스를 제공한다.

4

논문의 양식 Uniform of Style

의학논문은 인용하는 문헌의 본문 표기와 참고문헌 목록 작성의 방식에 따라 크게 세 가지 양식, 즉 NLM(National Library of Medicine, 미국국립의학도서관)양식, APA(American Psychological Association, 미국심리학회)양식, 혼합양식으로 나뉜다.

NLM양식은 가장 많은 학술지가 채택하고 있으며 ICMJE (International Committee of Medical Journal Editors, 국제의학학술지편집인협의회)가 권장하는 논문의 형식으로 소위 **밴쿠버양식**(Vancouver Style)으로 부른다. 이 양식은 본문에서 인용하는 순서대로 문헌의 번호를 매기고 본문의 인용 부분 문장에 이 번호를 기입한다. 참고문헌 목록에는 번호순으로 문헌을 나열한다. 저자명, 학술지명, 서지사항 기록 등도 미국국립의학도서관에서 정한 약어로 기입한다. 이 양식의 장점은 공간을 최대한 아껴 쓰는 것이다. 특히 최근 온라인 출판이 내세가 되면서 PubMed나 Web of Science에서 참고문헌의 처리 기준으로 밴쿠버양식을 채택하고 있어 온라인 출판을 위한 디지털 가공 작업에도 이 양식을 사용하는 학술지가 유리하다. 대부분의 임상의학 학술지가 이 양식을 채택하고 있다.

APA양식(APA Style, 흔히 하버드양식으로 불림)은 과거에 널리 사용되었던 논문의 형식이다. 이 양식은 본문에서 인용 문장에 저자명과 학술지에 출판한 연도를 기입한다. 그리고 참고문헌 목록은 저자의 이름을 알파벳순으로 기입한다. 이 양식은 저자의 이름과 학술지명을 약어로 쓰지 않고 전부 기입하는 것을 특징으로 하지만 학술지에 따라 저자명과 학술지명을 약어로 작성하는 경우도 있다. 이 양식의 장점은 저자명과 연도를 본문에 제공함으로써 독자가 본문을 읽으면서 목록을 보지 않고도 참고문헌을 알 수 있도록 하는 것이다. 대신 본문에 저자명과 연도를 기입하는 공간이 필요하고 온라인 파일의 처리가 복잡한 단점을 가진다. 기초의학 계열과 간호학 학술지들이 이 양식을 채택하고 있으며, 의학 학술지의 20% 정도를 차지한다.

혼합양식(Mixed Style)은 참고문헌을 저자명 알파벳순으로 배치하고 일련번호를 매긴 다음 본문에서 참고문헌의 번호만 기입한다. 미생물학과 면역학 분야 학술지와 일부 임상 학술지가 이 양식을 채택하고 있다. 이 양식은 기존 방식의 장점인 저자명 순서 배치로 저자명을 이용해 문헌을 찾기 쉽게 하면서 본문에서는 번호만 기입해 공간을 절약하는 장점이 있다.

각 양식에 따른 장단점은 과거 인쇄된 책으로 논문을 읽던 때 해당한다. 최근같이 디지털 세상에서 웹으로 인용된 참고문헌을 마음대로 넘나들면서부터는 그다지 차이가 나지 않는다.

다만 학술지의 전통과 익숙한 방식에 대한 선호로 이해하면 된다. 학술지의 양식은 고유한 문화이므로 이를 존중하고 투고대상 학술지의 양식에 맞추어 작성한다. 그러나 온라인 출판을 위한 디지털 파일 가공이 밴쿠버양식 위주로 발전해 그 양식이 매우 간편하므로 미국국립의학도서관(NLM)에서는 이 양식을 권장한다. 실제로 참고문헌 작성에서 부호가 많고 복잡하면 오류가 나기 쉽기 때문에 가급적이면 간단하면서 보편적인 양식을 채택하는 것이 좋다.

5

원저논문의 구성요소별 작성 Writing of Original Articles

대부분 의학 학술지는 원저논문에 대해 「ICMJE 권고안」을 근간으로 하는 투고규정을 가진다. 개별 학술지마다 구체적인 사항에는 변형된 양식을 채택하지만 기본구조가 동일하기 때문에 이 책에서는 기본 구성요소별로 기술한다. 통상 논문 원고는 표지(Title page), 초록(Abstract), 본문(Text), 참고문헌(References), 도표(Table, Figure)로 구성된다. 본문은 전체가 하나의 파일로 서론(Introduction), 재료 및 방법(Materials and Methods), 결과(Results), 고찰(Discussion)을 포함한다.

의학에서 연구의 산물인 논문은 국내 학술지에 내더라도 가급적 영문으로 발표하기를 권장한다. 의학은 전 세계인에게 공통으로 적용되는 특성을 가지므로 국적을 초월해야 한다. 그렇지만 국내에서 생산한, 국내인을 독자로 하는 내용의 논문이라면 국문으로 작성해 국내 학술지에 발표할 수도 있다. 다만 모든 국내 학술지는 국문으로 본문을 쓰더라도 영문초록과 도표,

참고문헌을 영문으로 만들도록 주문하고 있다. 이는 PubMed와 Web of Science 등의 글로벌 학술지 검색엔진이 등재를 위해 요구하는 기본적인 학술지 편집사항에 해당한다.

영어로 논문을 작성하는 데 대한 두려움이나 망설임에서 벗어나는 것이 우선이다. 한국인이 영어로 논문을 작성하는 것이 쉬울 리 없다. 당연히 힘들지만 한줄한줄 작성하다 보면 어느 순간 원고가 완성되어 탈고의 기쁨을 누릴 수 있다. 논문의 구성요소별로 의학논문에서 제시하는 자료의 내용은 대체로 일정한 범위 안에 있다. 논문의 내용에 따라 표현하는 영어 문장도 일정한 범위 안에 있으므로 문장 작성에 자신 없는 초보자들은 민양기의 『의학연구자를 위한 영작문 사전』(2011)을 참조하면 크게 도움을 받을 수 있다.

1) 제목(Title)

제목은 논문의 내용을 가장 잘 전달할 수 있고 매력 있게 작성해야 한다. 앞서 논문작성 요령 제7계인 '매력 있는 제목을 만들자(Rule of Ten 1)'에서 설명하였다시피 독자는 무수히 많은 논문을 검색하면서 제목을 보고 관심 대상 논문을 일차로 추린다. 제목을 통해 매력이나 흥미를 제공하지 않으면 그 독자가 그 논문에 눈길을 다시 주는 기회가 없게 될 것이다. 제목이 논문 인용의 출발점임을 명심해 매력 있는 제목을 작성해야 한다.

길이는 보통 25단어 내외를 기준으로 한다. 연구과제에 따라 내용이 많아 이를 초과해 길게 작성해야 하는 경우도 있을 수 있으나 가급적 이 길이를 지키는 것이 좋다. 제목이 길면 짧은 시간에 내용을 전달하기 어려워져 논문 세일즈에 불리하다. 파이바 외(Paiva et al., 2012)에 의하면 길이가 짧은 제목의 논문(94.5칸 이하)이 115칸 이상 긴 제목의 논문보다 유의하게 인용이 많다.

제목은 보통 구(Phrase)로 작성하지만 문장으로 쓰기도 하고 부제목을 붙이기도 한다. 연구주제에 따라 다양한 유형의 제목이 가능하다.

유형 1

기본이 되는 제목의 예가 "A (effects) of B on C in D" 형태의 구로 압축될 것이다. 'A'는 촉진, 증강, 억제, 감소 등의 의미를 가지는 단어를 사용하고 'B'는 약물, 세포, 단백질, 사이토카인, 각종 물질, 유전자 변이, 수술방법, 새로운 시술 등 주제에 따라 다양하며, 연구의 핵심 개념이다. 'C'는 'B'의 대상이 되는 질병, 세포, 동물, 또는 사람이 될 것이고 'D'는 지역, 특정 집단, 국가 등이 된다. 'D'는 생략되는 경우가 많다. 최근에는 'effects'를 가급적 생략하도록 권장한다.

예) 〈J Korean Med Sci〉에서 발췌

- Long-Term Healing Effects of Low-Dose Irradiation on Ankle Hemarthrosis in Hemophilia Patients
- Synergy of Isoflavones on the BMP-4 Mediated Osteoblastic Differentiation of C2C12 Myoblasts
- Negative Regulation of Pathogenesis in *Pseudomonas syringae* pv. *tabaci* 11528 by ATP-Dependent Ion Protease

- Reduction of K Disease Prevalence by Polymorphism of *CYP3A5* in Asians
- Clinical Outcomes and Prognostic Factors in Patients of Pulmonary Tuberculosis

유형 2

문장으로 작성하는 방법이다. 문장으로 제목을 다는 경우는 평문으로 하는 것이 원칙이고 현재형으로 작성한다. 의문문이나 부정문은 가급적 피하는 것이 좋다. 유형 2의 경우 제목이 그대로 결론이 되는 효과가 있어 매우 단정적인 논문이 되므로 결과와 결론에 자신이 있을 때 사용한다. 파이바 외(Paiva et al., 2012)에 의하면 평문 제목의 논문이 의문문 제목의 논문보다 더 많이 인용된다.

예) 〈J Korean Med Sci〉에서 발췌

- A Low Fluence Q-Switched Laser Modifies the 3D Structure of Melanocytes and Ultrastructure of Melanosomes by Subcellular-Selective Photothermolysis
- Hypomethylation of the Thymosin β10 Gene Is Not Associated with Its Overexpression in Non-small Cell Lung Cancer

유형 3

콜론이나 하이픈을 사용해 부제목을 붙이는 유형이다. 제목을 구로 작성하지만 제목에 넣을 단어가 많아 전치사를 여러 번 사용해야 하는 경우 문장을 끊어서 보충 설명하는 내용을 부제목으로 작성하면 내용이 더 잘 전달될 수 있다. 주제목을 앞에 쓰고 보충 설명 내용을 뒤에 기술한다.

예) 〈J Korean Med Sci〉에서 발췌

- Mitochondrial Respiratory Chain Defects: Underlying Etiology in Various Epileptic Conditions
- EFNA1 Ligand and Its Receptor EphA2: Potential Biomarkers for Hepatocellular Carcinoma
- Association between Body Mass Index and Asthma Symptoms Among Korean Children: A Nationwide Study

제목에 열거할 단어는 대부분 핵심단어이며, 동급의 단어가 여럿인 경우는 중요한 것을 앞에 쓰는 것이 좋다. 그리고 제목에서 정한 순서를 논문 전체에서 일관되게 작성한다.

매력 있게 제목을 작성하는 것은 제목을 통해서 이 논문의 성격이나 핵심 내용을 효과적으로 전달하는 것이 중요하기 때문이다.

예)

국문제목: 2004년 서울에서 발생한 비정형성 폐렴 67례의 보고

영문제목: Report of 67 Cases of Atypical Pneumonia in Seoul, 2004

영문제목 수정안: 논문내용의 강조점 또는 학술적인 관점에 따라 다양한 제목을 붙일 수 있다. 제목에 따라서 독자는

그 핵심의미를 다르게 이해하게 될 것이다.

- Epidemic Atypical Pneumonia: 67 Cases in Seoul in 2004
- Clinical Analysis of 67 Atypical Pneumonia Cases in Seoul in 2004
- Epidemiological Characteristics of an Atypical Pneumonia Epidemic in Seoul in 2004
- Epidemic Occurrence of Atypical Pneumonia in Seoul

제목에서 내용과 결과를 예측할 수 있도록 작성하는 것이 좋다. 다시 말하면 독자가 제목을 보고 논문내용의 핵심을 전달받을 수 있으면 유리하다. 파이바 외(Paiva et al., 2012)가 분석한 바에 의하면 제목에 결과 위주와 방법 위주로 소개한 논문을 비교하니 결과 소개 논문이 더 인용되었다고 한다.

2) 초록(Abstract)

논문작성 요령 10계 중 제8계인 '이해하기 쉬운 초록을 만들자(Keep Rule of Ten 2)'는 초록의 중요성을 강조한 것이다. 즉 초록을 읽은 사람의 10%만 본문을 읽는다는 가설이지만 저자는 초록을 읽은 사람의 100%가 본문을 보도록 목표를 정하자. 그러자면 초록이 충분히 매력 있어야 한다. 관심을 가진 독자라도 대부분 초록을 보는 것에 그치고 본문까지 읽는 사람은 극히 일부에 불과한 것이 현실이다. 그러므로 초록이 논문 인용에 결정적인 역할을 한다. 따라서 초록만으로도 논문이 주장하는 핵심 내용을 독자에게 전달할 수 있게 작성하는 것이 중요하다. 그러자면 제한된 공간에 꼭 필요한 정보를 함축해 기술하는 요령이 있어야 한다.

초록에 두 가지 형식이 있다. 소위 정형초록(Structured Abstract)과 비정형초록(Unstructured Abstract)이다. 정형초록이 밴쿠버양식의 기준 형식이고 이를 채택하는 학술지가 조금 더 많지만 이는 학술지의 고유 권한에 해당하므로 학술지의 양식을 존중해 그에 맞추어 작성해야 한다. 정형초록은 연구목적(Background), 연구방법(Methods), 결과(Results), 결론(Conclusion) 등의 소제목을 붙이고 간단하게 해당사항을 기술한다. 흔히 연구목적은 'Purpose', 'Objective', 'Background', 'Introduction', 'Context' 등으로, 연구방법은 'Methods', 'Materials and Methods'로, 결과는 'Results', 'Findings'로 표현한다. 결론은 'Conclusion', 'Perspective', 'Summary', 'Suggestion', 'Interpretation' 등의 용어를 사용한다. 이러한 용어 중에서 대상 학술지가 사용하는 양식을 확인하고 작성해야 한다. 정형초록이라도 학술지에 따라서 각 소제목별로 문단을 나누어 쓰기도 하고 모두 한 문단으로 작성하기도 한다. 이런 형식의 장점은 독자가 필요한 부분만 신속하게 찾아 읽을 수 있고 저자는 중요한 부분을 빠트리지 않고 작성할 수 있다는 것이다.

비정형초록은 정형초록에서 채택하는 초록 구성부의 소제목을 모두 없애고 한 문단으로 작성한다. 형식만 다르지 내용에 연구목적, 방법, 결과, 결론을 기술하는 것은 동일하다. 비정형초록은 정형초록보다 더 간결하고 공간 효율이 높다.

초록작성에서 문헌 인용, 해당 질병이나 배경에 대한 긴 설명, 도표의 인용 등은 금기 사항이다. 대부분 학술지가 초록의 길이를 제한하고 있으며 통상 200-250단어 범위 안에서 작성한다.

예1) 정형초록

(출처: Yonsei Med J 2011 Sep; 52(5): 746-752.)

제목: Impact of Obesity on Metabolic Syndrome among Adolescents as Compared with Adults in Korea

Abstract

Purpose: This study aimed to estimate the prevalence of metabolic syndrome (MetS) in adolescents and adults and to compare the impact of body mass index (BMI) on MetS between adolescents and adults in Korea. 연구목적을 기술함.

Materials and Methods: Data were used from 6,186 subjects aged 10 years or more who representatively participated in the Third Korean National Health and Nutrition Examination Survey. Body composition, blood test, and health behavioral factors were measured. We used the definition of MetS from the modified the National Cholesterol Education Program Adult Treatment Panel III (NCEP ATP III) for adolescents and the NCEP-ATP III for adults. 연구대상과 자료수집을 기술함.

Results: The prevalence of MetS was 6.4 (95% CI 4.5-8.4)

and 22.3 (95% CI 20.8–23.8) in adolescents and adults, respectively. The prevalence of MetS among normal, overweight and obese body types for both adolescents and adults differed significantly ($P < 0.001$). After adjustment for covariates, the odds ratios (ORs) of obese and overweight body types on MetS compared with normal BMI in adolescents were 28.1 (95% CI 11.4–69.1) and 8.7 (95% CI 2.3–33.1), respectively. The ORs of obesity on MetS were 32.0 (95% CI 7.5–136.9), 32.2 (95% CI 12.8–80.8), 16.2 (95% CI 9.4–27.9), 7.6 (95% CI 4.7–12.2) and 9.9 (95% CI 6.8–14.6) for subjects in their 20's, 30's, 40's, 50's and older than 60, in order. 관찰한 결과를 수치로 제시함. Conclusion: We found that the prevalence of MetS increased with age and was more prevalent in males. Moreover, the group younger than 39 years of age had a higher chance of having MetS than the group older than 40 years of age. Weight control is more vital in the earlier stages of life for the prevention and management of MetS. 결과를 요약하고 이를 근거로 학술적 주장을 기술함.

예2) 비정형초록

(출처: J Korean Med Sci 2011 Oct; 26(10): 1286–1292.)

제목: Incidence of Hypertension in Korea: 5-Year Follow-up Study

Abstract

Limited data are available about the incidence of hypertension over the 5-yr in non-hypertensive subjects. 연구배경을 한 문장으로 제시함. The study subjects were 1,806 subjects enrolled in a rural area of Korea for a cohort study from August to November 2003. Of them, 1,287 (71.3%) individuals had another examination 5 yr later. To estimate the incidence of hypertension, 730 non-hypertensive individuals (265 males; mean age = 56.6 ± 11.1 yr-old) at baseline examination were analyzed in this study. Hypertension was defined as either a new diagnosis of hypertension or self-reports of newly initiated antihypertensive treatment; prehypertension was if the systolic blood pressure was 120–139 mmHg and/or diastolic blood pressure was 80–89 mmHg. 연구대상과 방법을 간단하게 소개함. During the 5-yr follow-up, 195 (26.7%) non-hypertensive individuals developed incident hypertension. The age-adjusted 5-yr incidence rates of hypertension were 22.9% (95% confidence interval [CI] = 19.9–29.0) in overall subjects, 22.2% (95% CI = 17.2–27.2) in men, and 24.3% (95% CI = 20.4–28.2) in women. The incidence rates of hypertension significantly increased with age. In the multivariate analysis, prehypertension (Odds ratio [OR] 2.25; $P < 0.001$) and older age (OR 2.26; $P = 0.010$) were independent predictors for incident hypertension. 결과의 핵심만을 수치로 제시하며 정

리함. In this rapidly aging society, population-based preventive approach to decrease blood pressure, particularly in subjects with prehypertension, is needed to reduce hypertension. 결론으로 경계 고혈압 단계 관리 필요성을 주장함.

3) 주제어(Key Words)

모든 학술지가 3-10개의 주제어를 작성하도록 요구한다. 이 주제어는 연구의 내용을 가장 잘 표현할 수 있는 단어를 선정하며 제목에 나타나는 수준의 단어에 해당한다. 다만 같은 단어라도 미국국립의학도서관에서 운영하는 PubMed에서 기준으로 정한 의학주제표목(Medical Subject Headings, MeSH) 지정 용어를 사용한다. 이는 글로벌 웹에서 디지털 파일을 검색할 때 검색의 민감도와 특이도를 높이기 위한 것이다. 예를 들면 '암'을 지칭할 때 'cancer', 'tumor', 'neoplasm', 'carcinoma' 등 여러 용어가 혼용되는데, MeSH에서는 'neoplasms'를 기준으로 사용한다. 우선 단어를 작성한 다음 MeSH 홈페이지(www.ncbi.nlm.nih.gov/mesh)에서 이를 검색해 같은 뜻의 지정된 단어로 작성하는 것이 요령이다.

4) 서론(Introduction)

서론은 논문에서 다루는 주제에 진입하는 구성요소이다. 그러므로 첫 문장과 첫 문단은 주제에 이르는 첫걸음에 해당하는 용어나 질병의 교과서적 소개로 시작한다. 일반적으로 잘 알려진 내용을 기술하는 것이 원저논문에서는 서론의 첫 문단에서만

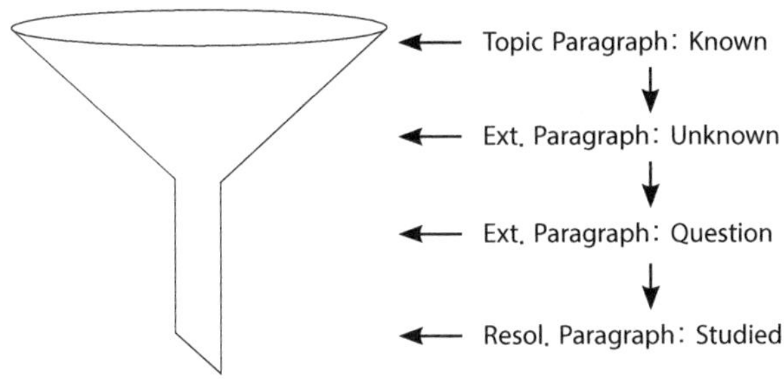

그림 1 서론의 깔때기 구조

허용된다. 처음 폭넓은 도입부에서 연구주제의 배경이 되는 알려진 지견을 먼저 언급한 다음 아직까지 잘 모르거나 분명하지 않은 내용을 소개한다. 이 새로운 지견이 연구의 목적으로 이어져 자연스럽게 연구목적을 소개한다. 그러면서 연구의 방법을 개괄해 설명하면 자연스럽게 서론이 완성된다.

전체적으로 서론은 깔때기가 되어 넓은 입구로 들어가서 좁은 연구주제에 이르도록 만든다(그림 1). 알려진 사실이나 모르는 지견은 현재형으로 작성하고 목적과 방법은 과거형으로 작성한다. 관련된 요소가 많고 지견이 복잡하면 논문 전체를 통해 제시할 내용의 순서를 서론에서 정리해야 한다. 그리고 그 순서를 논문 전체에서 일관되게 유지한다.

서론에서 관련된 문헌의 일부를 인용하고 특히 연구자의 선행연구가 기반이 되는 경우 여기서 소개한다. 서론에서 선행연구가 있음에도 불구하고 이 논문이 학술적인 가치를 충분히 가

〈주제문단〉
이 연구의 주제를 제시하면서 독자에게 흥미를 유발

〈전개문단〉
주제를 이어가면서 이 연구의 가치를 제시

〈정리문단〉
이 연구에서 수행한 사항을 소개

그림 2 서론의 문단 구조

진다는 사실을 잘 기술하는 것이 중요하다.

통상 서론은 2-3개의 문단으로 만들면 충분하다(그림 2). 첫 문단은 주제문단으로 연구를 도입한다. 연구방향을 제시하고 난 후 이 논문에서 수행한 연구를 소개하면서 정리한다.

예1) INTRODUCTION

(출처: J Korean Med Sci 2011 Oct; 26(10): 1286–1292.)

Hypertension is now a major public health problem that affects approximately one billion individuals worldwide (1). 주제문장으로 고혈압의 의학적 중요성을 강조함. It is widely acknowledged that blood pressure and the prevalence of hypertension increases with age in adults living in western societies (2, 3). 고혈압이 연령과 함께 증가한다는 사실을 기술하며 전개함. Therefore, as the population ages, the prevalence of hypertension will increase even more. 주제 질병을 더 전개함. Hypertension is a major risk factor for coronary heart disease, heart failure, cerebrovascular disease and chronic renal failure (4–6). 고혈압과 다른 질병과의 관련성을 언급함. The high incidences of these diseases and the high prevalence of hypertension in most developed and developing countries make it the single most important cause of cardiovascular morbidity and mortality (7). 이 질병의 고율 발생이 의학적으로 중요한 것임을 강조하면서 첫 문단을 정리함.

해설) 도입문단으로 주제문단임. 대상 질병인 고혈압이 무엇인가 소개하면서 이 질병의 중요성과 현황을 개괄해 도입함. 도입문단의 마지막 문장은 발생빈도가 중요한 연구주제임을 강조하고 다음 문단에서 빈도연구를 다룰 것임을 예고함. 참고문헌을 7개 인용함. 모두 잘 알려진 사실에서 이 연구주제와 관련된 내용을 제시해 주제를 도입하는 깔때기의 넓은 입구에 해당함.

The prevalence of hypertension in various regions of the world has been widely reported (8–10). 고혈압의 발생빈도에 대한 도입 주제문장임. 세계적으로 발생빈도 연구가 있음을 기술함. However, much less is known about the incidence of newly developed hypertension than about its prevalence (11–13). 신규로 발생하는 빈도에 대한 연구가 별로 없다는 기술로 연구주제를 도입함. Asians comprise the largest ethnic group in the world and the fastest growing minority ethnic group within the United States (US) (14,

15). 이 문장은 앞 문장과 연결되지는 않지만 아시아인의 비중이 높아진다는 전제를 기술함. The prevalence of hypertension in most Asian groups is similar to that of non-Asians (10). 아시아인의 고혈압 발생빈도에 관해 기술함. Although numerous cross-sectional studies and cohort studies have provided important information on hypertension prevalence and incidence in various ethnic groups (8–13), only a few studies regarding the prevalence of hypertension have been conducted in Korea (16, 17). 국내 고혈압 발생빈도에 관한 연구를 언급함. The previous studies were conducted more than 8 yr ago. Furthermore, previous studies were crosssectional studies, and the incidence of hypertension was not addressed. Accordingly, limited data is available about the incidences of hypertension in Korea. 8년 전에 단면적인 연구가 있었으나 고혈압의 발생빈도에 대한 연구가 없었음을 기술함. Therefore, the purpose of this study was to estimate the incidence of hypertension over 5 yr in non-hypertensive Koreans from the HYpertension-Diabetes Daegu Initiative (HYDDI) study. 이 연구의 목적을 결론문장으로 기술하면서 서론의 마지막 문단을 기술함.

해설) 첫째 문단에서 제기한 고혈압의 발생빈도에 대한 연구가 국내에서 부족한 현실임을 강조하고 정리문장으로 목적을 소개함. 두 문단으로 서론을 마무리하며 깔때기의 중간과 끝을 같이 기술함. 연구 목적에 이 연구가 코호트 연구임을 소개하면 더 좋았을 것임. 문헌

11개를 인용하며, 기존 연구가 있음에도 불구하고 이 연구가 제시하는 자료의 학술적인 가치가 5년간의 발생빈도 연구라는 데에 있음을 기술함.

예2) INTRODUCTION
(출처: Am J Trop Med Hyg 2007; 76(3): 603 – 605.)

Praziquantel has been used comprehensively in both clinics and field as a broad-spectrum anthelmintic for the treatment of trematode or cestode infections. Though it is regarded as safe generally, the comprehensive use of praziquantel inevitably induces several common adverse reactions, such as, abdominal pain, diarrhea, dizziness, sleepiness, and headache.[1] Most of these adverse reactions are transient and rapidly subside without specific treatment. In addition to these common adverse reactions an anaphylactic reaction may occur, but it is very rare and neglected usually. A search of the literature revealed that two cases of anaphylactic shock have been attributed to praziquantel.[2–3]

해설) 이 서론은 '이음단어'를 잘 설정한 예로 논문 전체의 주제문단임. 첫 문장이 주제문장으로 프라지콴텔(Praziquantel)이 널리 사용되는 구충제라는 사실을 기술함. 그 문장에서 사용한 'used comprehensivcly'를 뒷문장에서 'comprehensive use'로 이어받고, 세 번째 문장은 'adverse reactions'를 이어서 작성함. 네 번째 문장은 다시 그 앞의 'anaphylactic reaction'을 받아 정리함. 즉, 이 논문에서 프라지콴텔의 'anaphylactic shock'를 다룰 것임을 독자에게 제시한 주제문단임.

5) 재료 및 방법(Materials and Methods)

이 부분에서 연구의 객관성을 담보해야 한다. 즉, 위에서 제시한 연구목적을 달성할 수 있게 잘 디자인되었음을 독자에게 확인시키는 것이 이 부분의 핵심 기능이다. 원칙적으로 여기에 기술한 재료와 방법으로 동일한 연구를 수행하면 같은 결과를 얻을 수 있을 만큼 구체적이고 자세하게 기술해야 한다. 작성과 이해의 편의상 재료와 방법을 구분해 기술한다. 연구재료는 연구결과를 얻기 위해 사용한 대상을 의미한다. 연구성격에 따라 세포, 실험동물, 사람, 임상자료, 데이터베이스(Data Base, DB)에 포함된 자료 등 다양한 연구재료가 사용된다. 이들 재료의 출처, 규모, 성격, 대상군의 설정 등을 기술하고 연구에 직접 사용한 기기나 시약이 있으면 그 명칭, 제조사, 도시, 국가를 기재한다. 연구재료와 수행과 관련된 윤리문제를 여기에 명기한다.

방법은 연구재료를 이용해 어떠한 과정의 연구나 실험을 수행하였는지 기술한다. 전반적으로 연구가 진행된 시기순으로 기술하는 것이 무난하다. 시행한 방법을 가급적 상세하게 적어야 하지만, 널리 알려진 방법은 방법명만 기재해도 충분하다. 나름대로 개발한 방법의 경우 자세하게 기술한 선행 논문이 있으면 간단하게 소개하면서 이를 인용하는 것이 좋다. 그렇지 않으면 객관성을 확보할 수 있는 수준으로 상세하게 작성한다. 연구의 과정별로 이를 수행한 기관과 기간을 명시한다. 결과의 분석에 사용한 통계처리 방법도 이 부분에 기술한다. 이 부분은 모두 과거형으로 기술한다.

예) MATERIALS AND METHODS

(출처: J Korean Med Sci 2011 Oct; 26(10): 1286–1292.)

Study population

The HYDDI study is a community-based health survey conducted from August to November 2003 in a rural area, OO-gun, in AAA, Korea. 연구의 성격과 대상 지역을 설명함. The target population of the present study was the residents aged 20 yr and older living in rural area covered by community health primary health care posts (the basic healthcare unit in rural area) of the OO-gun. 농촌의 보건진료소를 이용하는 20세 이상 주민이 대상임을 설명함. According to the resident registration, 21,011 residents were eligible for screening. Two to four villages from the area covered by each primary health care post were randomly selected, totaling 26 villages (n = 2,680). Of the 2,680 candidate subjects, 1,806 subjects finally agreed to participate in this health survey including a complete medical history, anthropometric measurements, and the collection of fasting blood samples. 대상자 선정과 대상자의 자료수집을 설명

함. All participants visited community health centers to take the examination. During the 5-yr follow-up, 518 subjects died or moved out from their previous residents and 1,287 (71.3%) individuals attended the 5-yr follow-up examination. At baseline examination, 1,034 subjects (57%) did not have hypertension. Of these non-hypertensive subjects, 730 (70.6%) had the 5-yr follow-up examination and finally included in this analysis. 5년간 추적조사된 인원에 대해 기술함.

해설) 농촌에서 5년간 시행한 코호트에 대해 설명하고 참여 인원과 추적검사된 인원수를 상세하게 설명하면서 연구대상을 소개함.

Questionnaires survey, measurement of anthropometric, and laboratory parameters

The structured questionnaires covered the personal demographic data and medical history, and family history of chronic diseases. The frequency and duration of alcohol consumption and smoking habits, and the frequency of physical exercise were recorded. Alcohol consumption was classified as either a drinker, ex-drinker, or a non-drinker from the self-administered questionnaire. Smoking was classified as either current, ex- (not for at least 1 yr), or a non-smoker. Physical exercise was defined with the frequency of physical activity: none, 1–2 times per week, or 3 times or more per week. 연구대상에게 얻은 설문서를 소개하는 문단으로 시작함.

Anthropometric measurements including height, weight, waist circumferences, and hip circumferences were also measured by practitioners. Body weight was measured in light clothing, and height was measured in a standing position. Waist circumference was measured at the midpoint between the lower rib margin and the iliac crest. Body mass index (BMI) was calculated as weight divided by height squared (kg/m^2). 연구자료 확보에서 신체계측을 설명함.

Blood sample was drawn in the state of at least 8 hr overnight fasting. The fasting plasma glucose and serum concentration of total cholesterol, triglyceride, and high-density lipoprotein cholesterol were measured by enzymatic methods using the Dimension AR system (Dade Behring, Inc., Deerfield, IL, USA). 혈액검사로 얻은 자료 목록을 기술함.

Definition of hypertension

Systolic and diastolic blood pressures were measured in the sitting position using a sphygmomanometer after a 5-min rest. Two blood pressure readings were averaged, and it was used for analyses. According to the Seventh Report of the Joint National Committee on Prevention, Detection, Evaluation, and Treatment of High Blood Pressure (JNC VII) criteria, hypertension was defined as systolic blood pressure $\geq$ 140 mmHg and/or diastolic blood pressure $\geq$ 90 mmHg, or current use of antihypertensive medication; prehypertension was if the systolic blood pressure was 120 to 139 mmHg and/or diastolic blood pressure was 80 to 89 mmHg; and normal was if the systolic blood pressure was 〈 120 mmHg and diastolic blood pressure was 〈 80 mmHg. Incident cases of hypertension were defined as either a new diagnosis or a self-report of a newly initiated antihypertensive treatment. 연구자료 중 고혈압의 기준에 대해 기술함.

Statistical analyses

Data are expressed as the mean $\pm$ SD for continuous variables and as percentages for categorical variables. Comparisons between the baseline variables were made with the Student's t-test for continuous variables and the Pearson's chi-square test for categorical variables. The incidence of hypertension (per 100 persons) was calculated as the number of subjects who developed hypertension during the follow-up divided by the total number of those at risk at the baseline. The age-adjusted incidence rates of hypertension for each of the blood pressure groups were determined via the direct adjustment standardization method. National Census data in 2005 from the Korea National Statistical Office was used to determine the standards for the Korean population. Logistic regression analysis was used to calculate the relative risk for prehypertension associated with the development of hypertension. For all analyses, a two-sided $P < 0.05$ was considered statistically significant. Statistical analysis was performed using SAS software, version 9.1. 결과를 분석하는데 사용한 통계검증을 소개함.

Ethics statement

This study protocol was approved by the institutional review board of the KKK University Hospital (No. 74005-1541). Written informed consent was obtained from all participants. 기관연구윤리 심의와 승인에 대해 기술하고 피험자 참여동의서 제출을 명시함.

해설) 대상자에게 시행한 설문서와 각종 자료를 수집하기 위한 검사를 설명하고 이 연구의 핵심인 고혈압의 기준이 되는 수치를 제시함. 자료를 분석한 통계방법과 연구윤리 심의사항을 설명하여 이 연구의 객관성을 독자가 인정할 수 있도록 대상과 방법을 소개하고 있음.

6) 결과(Results)

연구를 수행해 얻은 결과를 정리·기술한다. 확보한 자료가 많더라도 연구주제와 관련된 내용만을 모아서 기술한다. 자료의 내용이나 성격에 따라서 수치 자체가 중요하고 많을 경우와 같이 표로 정리해 제시하는 것이 이해에 도움이 되면 표로, 그림이나 사진으로 제시할 필요가 있으면 그림원고로 준비한다. 그래프는 복수 집단의 비교나 경시적인 변화양상을 보여주기에 적합하고 영상자료나 조직소견은 사진을 그대로 원고로 준비한다. 같은 내용을 표와 그림으로 중복해 제시하지 않는다. 본문에서 도표에 있는 내용을 중복 기술할 필요가 없으므로 구체적인 수치는 표에 기입하고 그 내용의 전반을 글로 설명하는 식으로 본문을 기술하는 것이 바람직하다.

이 부분은 연구의 성과물에 해당하므로 독자에게 전달하고자 하는 표나 그림을 모두 이 부분에서 함께 제시한다. 표나 그림 단위로 하나의 문단을 작성하면 편리하다. 본문을 기술하면서 표나 그림을 반드시 인용해야 한다. 표나 그림은 본문에 나오는 순서대로 일련번호를 매긴다. 통계처리 결과를 도표에서 각 연구대상군별로 상세하게 기입하고 본문에서는 유의한 부분만 언급한다. 물론 통계적으로 유의하지 않은 것이 의미가 있는 경우는 본문에서 별도로 언급한다. 관찰한 결과를 기술하는 것이므로 과거형으로 작성한다.

예) RESULTS

(출처: J Korean Med Sci 2011 Oct; 26(10): 1286-1292.)

According to JNC VII criteria, the crude prevalence of hypertension in subjects (n = 1,804, excluding two with missing data) who provided blood pressure data was 42.7% (43.9% in men and 41.9% in women) in 2003 (Table 1). The age-adjusted prevalence of hypertension was 28.0% (29.5% in men and 24.8% in women) in 2003. Baseline characteristics of 730 non-hypertensive subjects (265 males; mean age = 56.6 ± 11.1 yr-old) are shown in Table 2. The prehypertension was present in 35.7% (n = 459). Prehypertensive individuals were older, more likely to be male, and had higher systolic and diastolic blood pressure, higher body mass index and waist to hip ratio, and higher total cholesterol and triglyceride levels. 표 1의 대상자 전체 고혈압 빈도를 연도별로 제시한 것을 설명함. 표 2에서 제시하는 대상자의 기본 검사 소견과 초기 고혈압 빈도를 설명함.

Table 3 shows the changes in blood pressure category of subjects during the follow-up according to their baseline blood pressure category. During the 5-yr follow-up, 195 (26.7%) non-hypertensive subjects developed hypertension, including 45 (16.6%) of subjects with normal blood pressure and 150 (32.7%) of subjects with prehypertension. There was no significant difference in the incidence rate of hypertension by gender (23.0% in men and 28.8% in women, P = 0.089). 표 3에서 5년간 추석조사 기간 중에 일어난 정상인과 초기 고혈압인에서의 빈도를 비교 설명함.

Progression to hypertension was determined on the basis of an increase in systolic blood pressure alone in 90 subjects (46.2%); diastolic blood pressure alone in 33 (16.9%); both systolic and diastolic blood pressure in 35 (17.9%); and on the basis of start of antihypertensive agents in 37 (19.0%). 고혈압으로 진행한 환자에서 수축기와 이완기를 나누어 설명함.

The crude 5-yr incidence of hypertension was 26.7% (95% confidence interval [CI], 23.5–30.1) in overall subjects, 23.0% (95% CI, 18.1–28.6) in men, and 28.8% (95% CI, 24.7–33.2) in women (Table 4). The age-adjusted 5-yr incidence of hypertension was 22.9% (95% CI, 19.9–29.0) in overall subjects, 22.2% (95% CI, 17.2–27.2) in men, and 24.3% (95% CI, 20.4–28.2) in women. The incidence rates of hypertension significantly increased with age (17.9% in the age of 〈 45 yr, 19.7% in 45–54 yr, 27.5% in 55–64 yr, and 37.7% in 65 or more years; *P* for trend 〈 0.001). The crude 5-yr incidence rates of hypertension in normotensive subjects were 16.6% (14.5% in men and 17.4% in women). The age-adjusted 5-yr incidence rates of hypertension in normotensive subjects were 14.7% (95% CI, 12.2–17.3) in overall subjects, 12.5% (95% CI, 8.5–16.5) in men, and 16.1% (95% CI, 12.8–19.5) in women. The crude 5-yr incidence rates of hypertension in prehypertensive subjects were 32.7% (26.5% in men and 37.0% in women). The age-adjusted 5-yr incidence rates were 30.1% (95% CI, 26.8–33.4) in overall subjects, 26.4% (95% CI, 21.1–31.6) in men, and 32.2% (95% CI, 27.9–36.4) in women. The incidence rate of systolic hypertension significantly increased with age (*P* for trend 〈 0.05) (Fig. 1), whereas the incidence rate of diastolic hypertension significantly decreased with age (*P* for trend 〈 0.05) (Fig. 2). 수축기 고혈압이 연령과 비례해 발생빈도가 유의하게 증가하고 이완기 고혈압은 연령에 따라 유의하게 감소한다는 내용을 기술함. 그림 1과 2를 제시함.

In multivariate logistic regression analysis, prehypertension (Odds ratio [OR] 2.25; 95% CI, 1.48–3.42, *P* 〈 0.001) and older age (OR 2.26; 95% CI, 1.21–4.20, *P* = 0.010) were independent predictors for incident hypertension after adjustment for sex, BMI, waist circumference, drinking, current smoking, exercise, high triglyceride levels, low high density lipoprotein cholesterol levels, and the presence of diabetes mellitus (Table 5). 다변수 회귀분석을 통해 경계 고혈압(prehypertension)과 나이가 독립적인 예측인자임을 설명함.

해설) 표 5개와 그림 2개를 통해 자료를 제시하면서 이를 본문에서 설명함. 전체 대상자에서의 빈도와 기본검사 소견, 코호트 관찰기간 중의 신규환자 발생과 이에 관련된 예측인자를 수축기와 이완기 고혈압을 구분해 분석 · 설명함. 여러 변수를 보정해 분석하고 경계 고혈압과 연령이 고혈압 발생의 주요 독립 예측인자임을 설명함.

7) 고찰(Discussion)

고찰은 저자가 연구결과를 토대로 독자에게 전달하려는 학술적 주장을 기술하는 부분이다. 따라서 논리적으로 작성해야 하며 논리의 끝은 학술적으로 독창성 있는 결론이어야 한다. 고찰의 첫 문단은 주제문단으로 논리를 도입한다. 그 다음 전개문단이 2–4개 이어져 처음 도입한 주제를 확장하고 그 의미를 부여한다. 전개문단은 주제를 결론에 연결하는 역할을 한다. 전개의 마지막 문단은 보통 제한점을 기술한다. 고찰의 마지막 정리문단에 결론을 기술한다.

고찰을 작성하는 방법에 세 가지 유형이 있다. 가장 일반적인 유형은 고찰의 첫 문단에서 결과를 요약하면서 시작한다. 그리고 논리의 전개문단을 이어서 작성한다. 전개문단은 여러 결과를 중요한 순서대로 비슷한 종류별로 묶어 하나씩 설명하고 학술적 의의를 기술한다. 결과와 함께 기존 논문의 결과 중 같은 것과 다른 것을 인용하고 비교해 설명한다. 결과분석이 끝나면 이 연구의 제한점을 정리하고 그에 따른 다음 연구과제를 제안한다. 마지막 문단은 결론으로 이 연구의 최종 학술적 주장을 알기 쉽고 독자에게 잘 전달되도록 작성한다(그림 3). 이 결론은 학술성, 창의성, 원저성, 보편성이 있어야 하고 현재형으로 작성할 수 있어야 한다.

두 번째 유형은 첫 문단에서 결론을 기술하고, 그 뒤에 그러한 결론을 뒷받침하는 결과를 중심으로 소개하는 형식이다. 이러한 형식으로 작성하는 논문도 종종 있으며 내용에 따라 이러

〈주제문단〉
연구결과의 의의를 설명하면서 이야기를 시작

〈전개문단〉
결과 중 중요한 것을 중심으로 하나씩 설명하고 다른 연구결과와 비교

〈제한점문단〉
이 연구의 제한점을 간단하게 설명

〈결론문단〉
결과에 근거하는 결론을 현재형으로 기술

그림 3 고찰의 문단구조

한 방식이 더 적합할 수도 있다.

세 번째 유형은 첫 문단에 연구목적과 함께 연구수행의 배경을 재기술하는 것이다. 연구의 내용이 많고 복잡해 독자에게 연구목적을 다시 알릴 필요가 있을 경우에 취하는 형식이다. 그 이후는 첫 유형과 같이 작성한다. 이런 경우 유의할 점은 서론과 중복되지 않도록 작성하는 것이다. 논문을 처음 쓰는 저자가 가장 흔하게 저지르는 실수가 고찰의 첫 문단에 서론을 중복해 기술하는 것이다. 목적을 다시 작성하더라도 서론과는 다르게 독자에게 주의환기하는 수준으로 간단하게 작성해야 한다.

고찰의 마지막에 제시되는 결론이 논문 전체의 핵심 내용이다. 따라서 결론은 현재형으로 작성하고, 서론에서 제시하는 연구목적에 부합하는 내용이라야 한다. 교과서에 현재 나오지 않으나 앞으로 나와야 하는 내용이 되어야 한다. 결론을 잘 작성

하는 것이 바로 화룡점정(畵龍點睛)에 해당한다. 학술지에 따라서 결론(Conclusion)을 분리해 별도로 작성하는 경우도 있으므로 이를 확인하고 작성한다. 보통 결론 문단은 'In conclusion', 'Conclusively', 'In summary', 'Taken together' 등의 구로 시작하는 것이 편리하다. 독자가 결론임을 쉽게 알도록 하는 배려이다.

유형

1형: 결과 요약 제시—기존 연구와 비교—결과의 의미 부여—제한점—결론 주장

2형: 결론 주장—연구결과를 근거로 제시—다른 논문과 비교—의미부여—제한점—추후 연구방향 제시

3형: 연구목적이나 배경을 제시—결과 설명—기존 연구결과와 비교—의미 부여—제한점—결론 주장

예) DISCUSSION

(출처: J Korean Med Sci 2011 Oct; 26(10): 1286–1292.)

In this community-based health survey in a rural area of Korea, the age-adjusted prevalence of hypertension was 28.0% (29.5% in men and 24.8% in women) in 2003. 주제문단의 주제문장으로 결과의 핵심을 제시함. The crude 5-yr incidence of hypertension was 26.7% (23.0% in men, and 28.8% in women) and the incidence of hypertension increased with age. Prehypertensive individuals were twice as likely to develop hypertension as the normotensive individuals. 주제문단의 정리문장으로 경계선상의 초기 고

혈압을 가진 사람에게서 고혈압 발생빈도가 높았다는 사실을 기술함.

해설) 고찰의 주제문단으로 연구결과에서 전체적인 고혈압 발생빈도를 제시하고 경계 고혈압(prehypertension)인 대상자에서 발생빈도가 두 배로 증가한 사실을 기술함.

In our study, the age-adjusted prevalence of hypertension is higher than 19.8% of year 1990, but similar to 28.6% of the Ansan study (year 1999–2000) (16, 17). In previous reports, the prevalence of hypertension tends to be higher in Western countries than in Asian countries although different study populations and different methodologies among surveys regarding the number of blood pressure measurements and the time interval between measurements may have contributed to observed differences (8–10). Over the past decade, the prevalence of hypertension has remained stable or decreased in developed countries, whereas it has shown a tendency to increase in developing countries (8). A significant downward trend in the prevalence of hypertension was observed in the US during 1960–1991 and Finland during 1982–1997 (18, 19). However, the third Chinese national hypertension survey reported that the prevalence of hypertension increased by approximately 25% during 1980–1991 (20). Furthermore, a recent study reported that there were no significant cross-sectional differences between developed and developing countries in hypertension indices (10). High economic development, changes in lifestyle and diet, and an increase in the prevalence of obesity, in part, may explain the rapid increase in the prevalence of hypertension in Korea. Another important factor is an increase in life expectancy in Korea over the past decade. According to the US International Population Reports, only 18 yr (2000–2018) will be required for percent of Korean population aged 65 and over to rise from seven percent (aging society) to fourteen percent (aged society) (21).

해설) 처음 제시한 주제문단을 전개하는 문단으로 이번 연구결과와 기존 국내외 고혈압 발생빈도에 대한 전체적인 연구결과를 비교함. 국내에서 점차 고혈압 빈도가 증가하고 있는 현상을 설명하고 증가 이유를 추정함. 국내 평균수명의 연장 현상을 설명함.

Several previous epidemiological studies have evaluated the incidence rates of hypertension in the community (11–13). 주제문단으로 지역단위 고혈압 빈도를 도입함. However, information on the short-term rates of development of hypertension in non-hypertensive blood pressure categories is limited. The Framingham heart study has provided information on short-term incidence of hypertension according to JNC VI and the World Health Organization-

International Study of Hypertension blood pressure categories (13). 주제에서 도입한 지역단위 고혈압 연구의 대표적 예인 프레이밍햄 심장연구(Framingham heart study)를 이어서 제시하며 전개하고 그에 대한 설명과 비교를 이후 계속 기술함. Although the Framingham heart study has been regarded as a representative US cohort study, there are some differences in the study period, the time frame for follow-up, and the age distribution of the sample compared with the present study. The incidence of hypertension in the Framingham cohort increased with age and that the extent of this age-related increase depends on the initial value of blood pressure. Over a follow-up of 4 yr, 1,907 (19%) of 9,845 participants developed hypertension including 6% of subjects with optimal blood pressure, 20% of those with normal blood pressure, and 43% of subjects with high normal blood pressure. Hypertension incidence among participants in each of the three non-hypertensive categories increased with age. However, few studies have been conducted in Asia and cross-national comparisons of incidence rates of hypertension are still limited due to the differences in methodology. In a recent investigation, the crude 2-yr incidence of hypertension according to JNC VI criteria was 12.2% (13.0% in men and 11.6% in women) in middle-aged Korean adults (22). 아시아와 한국의 자료에 대해 설명을 시작함. Unfortunately, however, comparison of incidence rate of hypertension among these studies is difficult, since the age-adjusted incidence rate was not reported in the previous studies. In the present study, the crude 5-yr incidence of hypertension was 26.7% (23.0% in men and 28.8% in women). When the annual probability of a progression to hypertension was calculated based on the assumption of the constant risks, the rate in the present study was 5.3%, which was higher than that in the Framingham heart study (4.8%) but was lower than that in middle-aged Korean adults (6.3%) (13, 22). Ratio of mortality from coronary heart disease in men aged 35–44 between Korea and the US has diminished substantially from 9 in 1985 to 2.4 in 1992 (23). The rapid increase in coronary heart disease mortality in Korea could be attributed, in part, to by the high incidence rates of hypertension. 정리 문장에서 국내 심혈관 질환 사망률 증가가 고혈압의 높은 빈도에 의한 것임을 강조함.

해설) 이 연구와 동일한 방법론인 농촌 지역 고혈압에 대한 코호트 연구결과를 도입함. 미국의 프레이밍햄 심장연구(Framingham heart study) 예를 들어서 설명하고 연구결과와 비교함. 연도별 증가 소견과 국내의 현황을 국내 심혈관질환의 발생과 연계해 설명함. 즉 미국에서 발생빈도가 연령에 따라 증가하였고, 4년간 코호트 연구 결과 적정혈압군에서 6%, 정상혈압군에서 20%, 경계 초기 고혈압군에서 43%가 고혈압으로 확인되어 코호트 초기 혈압이 중요한 인자였다고 기술함. 이 연구결과를 토대로 대상 코호트에서 고혈압의 위험도 증가가 매년 5.3%임을 설명. 국내에서 35-44세 남자의 심장 질환 사망률이 증가한 이유로 고혈압의 증가를 언급함. 즉, 전체적으로 전개 문단이며 고혈압과 심혈관 질환의 발생을 연결함.

In the present study, prehypertension in addition to old age (age > 65) were independent predictors for incident hypertension, as has been reported previously (13, 22, 24, 25). 주제문장으로 경계 고혈압을 도입함. One of the potential reasons for high incidence of hypertension in prehypertensive individuals is that risk factors for hypertension (such as baseline age, higher body mass index, and higher total cholesterol levels) were more common in prehypertensive individuals (26). These findings support the recommendation of the JNC VII for prehypertensive individuals, lifestyle modification and multiple risk factor reduction, for the Asian prehypertensive individuals as well. 정리문장으로 아시아인의 경계 고혈압에 대한 대책을 제시함.

해설) 전개문단의 절정으로 경계 고혈압을 주로 다룸. 이 연구에서 경계 고혈압과 고연령이 독립 예측인자로 확인되었음을 기술하고 기존 연구와 동일한 소견임을 지적함. 경계 고혈압인에서 고혈압의 위험인자가 많이 관찰되고 있으므로 아시아인의 고혈압 예방을 위해 개인의 생활습관 등을 개선해 위험요인을 줄여야 한다는 사실을 기술함.

This study has several potential limitations. 제한점문단을 도입함. The first limitation is the variation in the blood pressure measurements. The present study was based on measurements taken during a single day. Incidence rates of hypertension among non-hypertensive individuals in the community are likely to vary depending on the variance of blood pressure measurements. Previous studies reported that the incidence rates of hypertension could be different due to repeated measurements on several occasions, instead of a single day of reading (27, 28). Accordingly, multiple measurements obtained on two or more occasions have been recommended for assessment of blood pressure status (1). However, most epidemiological studies have adopted the standardized methodologies based on measurements during a single day. Second, we were unable to exclude the possibility of selection bias. The loss to follow-up rate in this study exceeded 20%, a conventional standard beyond which the potential for bias increases if the pattern of missing subjects was not at random (29). Finally, the target population of the present study is confined to the residents in the rural area of AAA City. As it is quite difficult to maintain a cohort in urban area, a rural area was selected for this cohort study. Therefore, our results could not be generalized. 전개문단의 마지막으로 이 연구에서 피할 수 없는 여러 제한점으로 측정오차, 대상자 선정의 비뚤림, 코호트 추적률의 저조, 한

농촌 지역의 국한된 대상자 등을 설명함.

In conclusion, this study provides the first information on the short-term incidence rates of hypertension according to JNC VII criteria from a cohort study of general population in a rural area of Korea, which is a representative developing country in Asia. In this rapidly aging society, population-based preventive approach to decrease blood pressure, particularly in subjects with prehypertension, is needed to reduce hypertension. 고찰의 정리문단인 동시에 논문 전체의 결론문단으로 논문 전체의 결론을 기술함. 이 연구를 통해 얻은, 급변하는 사회인 우리나라 농촌에서 고혈압 발생의 위험인자를 제시하고 경계 고혈압 관리가 중요함을 주장함.

고찰 전체 해설) 주제문단으로 이 연구의 핵심결과를 정리해 설명하면서 고혈압의 빈도를 제시함. 전개문단에서 이 고혈압과 경계 고혈압에 대한 국내외 기존 연구결과와 비교 설명함. 그 다음 문단은 미국의 코호트 연구와 비교 설명하고 고혈압과 심장질환 사망률의 관련성을 고찰함. 그 다음 문단은 아시아인의 특성과 생활습관의 개선 필요성을 언급함. 이 연구결과의 제한점을 고찰하고 마지막 정리문단에서 연구결과를 토대로 하는 결론을 제시함. 이 고찰은 전형적인 결과제시 – 전개: 비교 – 전개: 의미부여 – 제한점 – 결론 유형임.

8) 감사문(Acknowledgement)

감사문은 저자가 연구에 도움을 주었으나 저자로 함께 참여하지 못하는 기여자(Contributor)에게 감사의 뜻을 기록하는 부분이다. 구체적인 대상에게 구체적인 감사 내용을 간결하게 적는다. 감사문에 포함되는 대상에게 출판 전에 동의를 구하는 것이 원칙이다. 대부분 학술지는 이 부분에 연구비 지원에 대한 사항을 기록하도록 한다. 연구비 명칭과 지원번호 또는 연도를 기술한다. 만약 저자가 논문과 관련해 독자에게 밝힐 이해관계(Conflict of Interest)가 있으면 여기에 기록한다.

예)

- The authors thank AAA, BBB, CCC, and DDD for their assistance with field work and specimen collection in the cohort.
- The present study was supported by a research grant of the Ministry of Health and Welfare (No. 000-0001), 2011.
- One author, EEE, was employed by the sponsor pharmaceutical company, but he was involved in study design and arrangement of sampling only. He was not involved in the data production, analysis, interpretation, or in preparation of the manuscript.

9) 참고문헌(References)

참고문헌은 이 연구수행과 논문작성에 인용한 문헌을 소개하는 부분이다. 내 논문과 핵심단어를 공유하는 논문 중에서 내 논문과 같은 주장과 그 반대의 주장을 하는 것을 구분해 인용한다. 관련 논문이 많을 경우 논리 전개에 꼭 필요한 것, 최근 문헌 위주로 작성하는 것이 중요하다. 직접 논문을 읽고 인용해야 한다. 간접인용은 자칫 내용이나 서지사항에 오류를 만들 수 있어 조심해야 한다. 최근에는 EndNote, Mendeley 등의 프로그램으로 참고문헌을 작성하는 것이 가능해 오류를 많이 줄일 수 있다. 참고문헌의 표기 양식이 학술지별로 많이 다르고 여기에 들어갈 내용이 저자명, 논문명, 학술지명, 연도, 서지사항 등으로 복잡하다. 따라서 오류가 가장 많이 생기는 구성요소이다. 참고문헌의 표기 방식에 따라 「권고안」에서 권장하는 NLM양식(밴쿠버양식)과 과거에 많이 사용한 방식인 APA양식, 혼합양식이 있음은 앞에서 설명한 바와 같다. 같은 NLM양식을 사용하더라도 학술지별로 참고문헌의 작성에서 구체적인 세부사항이 많이 다르기 때문에 투고대상 학술지의 문헌목록 작성의 실제적인 사항을 잘 파악해 이에 맞추어 작성한다. 특히 EndNote 등의 문헌작성 프로그램을 이용해 작성한 참고문헌의 원고라도 대상 학술지의 최근 세부양식을 보고 이에 맞추어 수정하는 과정이 필요하다.

각 학술지 투고규정에 정기간행 학술지의 논문, 단행본, 연구보고서, 웹자료 등의 참고문헌 작성을 안내하고 예문을 제시하고 있다. 이 투고규정이나 학술지 최근 호를 보고 맞추어 작성한다. NLM양식을 채택하는 학술지는 문헌에 기입하는 학술지의 이름을 미국국립의학도서관에서 정한 약어를 사용해 적는다. 참고문헌 작성 시 띄어쓰기, 마침표나 쉼표 등의 부호 사용에 나름대로 일정한 법칙을 적용하고 있으므로 주의한다.

아래 예는 같은 문헌을 각기 다른 학술지 양식으로 작성한 것이다. 표 1에 이를 비교해 정리하였다.

예1) J Korean Med Sci(NLM양식)

1. Chobanian AV, Bakris GL, Black HR, Cushman WC, Green LA, Izzo JL Jr, Jones DW, Materson BJ, Oparil S, Wright JT Jr, Roccella EJ. National Heart, Lung, and Blood Institute Joint National Committee on Prevention, Detection, Evaluation, and Treatment of High Blood Pressure; National High Blood Pressure Education Program Coordinating Committee. The seventh report of the joint national committee on prevention, detection, evaluation, and treatment of high blood pressure: the JNC 7 report. JAMA 2003; 289: 2560–72.
2. Rodriguez BL, Labarthe DR, Huang B, Lopez-Gomez J. Rise of blood pressure with age: new evidence of population differences. Hypertension 1994; 24: 779–85.
3. Burt VL, Whelton P, Roccella EJ, Brown C, Cutler JA, Higgins M, Horan MJ, Labarthe D. Prevalence of

hypertension in the US adult population: results from the third national health and nutrition examination survey, 1988–1991. Hypertension 1995; 25: 305–13.

4. D'Agostino RB Sr, Vasan RS, Pencina MJ, Wolf PA, Cobain M, Massaro JM, Kannel WB. General cardiovascular risk profile for use in primary care: the Framingham Heart Study. Circulation 2008; 117: 743–53.

5. Klag MJ, Whelton PK, Randall BL, Neaton JD, Brancati FL, Ford CE, Shulman NB, Stamler J. Blood pressure and end-stage renal disease in men. N Engl J Med 1996; 334: 13–8.

6. Stokes J 3rd, Kannel WB, Wolf PA, D'Agostino RB, Cupples LA. Blood pressure as a risk factor for cardiovascular disease. The Framingham Study: 30 years of follow-up. Hypertension 1989; 13(5 Suppl): I13–8.

7. Floch MH. Probiotics, probiotics and dietary fiber. In: Buchman A, editor, Clinical nutrition: a guide for gastroenterologists. Thorofare, NJ: Slack Incorporated, 2005, p18–24.

8. WHO. WHO statistical information system. Available at http://www.who.int/whosis/en/menu.cfm [accessed on 1 April 2011].

예2) JAMA 양식(ICMJE 권고양식, NLM양식)

1. Chobanian AV, Bakris GL, Black HR, et al. National Heart, Lung, and Blood Institute Joint National Committee on Prevention, Detection, Evaluation, and Treatment of High Blood Pressure; National High Blood Pressure Education Program Coordinating Committee. The seventh report of the joint national committee on prevention, detection, evaluation, and treatment of high blood pressure: the JNC 7 report. JAMA. 2003; 289(19): 2560–2572.
2. Rodriguez BL, Labarthe DR, Huang B, Lopez-Gomez J. Rise of blood pressure with age: new evidence of population differences. Hypertension. 1994; 24(6): 779–785.
3. Burt VL, Whelton P, Roccella EJ, et al. Prevalence of hypertension in the US adult population: results from the third national health and nutrition examination survey, 1988–1991. Hypertension. 1995; 25(3): 305–313.
4. D'Agostino RB Sr, Vasan RS, Pencina MJ, et al. General cardiovascular risk profile for use in primary care: the Framingham Heart Study. Circulation. 2008; 117(6): 743–753.
5. Klag MJ, Whelton PK, Randall BL, et al. Blood pressure and end-stage renal disease in men. N Engl J Med. 1996; 334(1): 13–18.
6. Stokes J 3rd, Kannel WB, Wolf PA, D'Agostino RB,

Cupples LA. Blood pressure as a risk factor for cardiovascular disease. The Framingham Study: 30 years of follow-up. Hypertension. 1989; 13(5 Suppl): I13–118.

7. Floch MH. Probiotics, probiotics and dietary fiber. In: Buchman A, editor, Clinical nutrition: a guide for gastroenterologists. Thorofare, NJ: Slack Incorporated, 2005, p18–24.

8. WHO. WHO statistical information system. Available at http://www.who.int/whosis/en/menu.cfm [accessed on 1 April 2011].

예3) APA양식

Burt, V.L., Whelton, P., Roccella, E.J., Brown, C., Cutler, J.A., Higgins, M., Horan, M.J., Labarthe, D. (1995) Prevalence of hypertension in the US adult population: results from the third national health and nutrition examination survey, 1988–1991. Hypertension 25: 305–313.

Chobanian, A.V., Bakris, G.L., Black, H.R., Cushman, W.C., Green, L.A., Izzo, J.L. Jr, Jones, D.W., Materson, B.J., Oparil, S., Wright, J.T. Jr, Roccella, E.J.; National Heart, Lung, and Blood Institute Joint National Committee on Prevention, Detection, Evaluation, and Treatment of High Blood Pressure; National High Blood Pressure Education

Program Coordinating Committee (2003) The seventh report of the joint national committee on prevention, detection, evaluation, and treatment of high blood pressure: the JNC 7 report. Journal of American Medical Association 289: 2560–2572.

D'Agostino, R.B. Sr, Vasan, R.S., Pencina, M.J., Wolf, P.A., Cobain, M., Massaro, J.M., Kannel, W.B. (2008) General cardiovascular risk profile for use in primary care: the Framingham Heart Study. Circulation 117: 743–753.

Floch, M.H. (2005) Probiotics, probiotics and dietary fiber. In: Buchman, A, editor, Clinical nutrition: a guide for gastroenterologists. Thorofare, NJ: Slack Incorporated, p18–24.

Klag, M.J., Whelton, P.K., Randall, B.L., Neaton, J.D., Brancati, F.L., Ford, C.E., Shulman, N.B., Stamler, J. (1996) Blood pressure and end-stage renal disease in men. New England Journal of Medicine 334: 13–18.

Rodriguez, B.L., Labarthe, D.R., Huang, B., Lopez-Gomez, J,. (1994) Rise of blood pressure with age: new evidence of population differences. Hypertension 24: 779–785.

Stokes, J. 3rd, Kannel, W.B., Wolf, P.A., D'Agostino, R.B., Cupples, L.A. (1989) Blood pressure as a risk factor for cardiovascular disease. The Framingham Study: 30 years of follow-up. Hypertension 13(5 Suppl): I13–118.

World Health Organization. WHO statistical information

system. Available at http://www.who.int/whosis/en/menu.cfm [accessed on 1 April 2011].

표 1 각 유형별 참고문헌 표기방식 비교

항 목	NLM양식 JKMS형	NLM양식 JAMA형	APA양식
문헌 순서	문헌 인용 순서대로	문헌 인용 순서대로	저자명의 알파벳 순서대로
본문 문헌 표시	–common in prehypertensive individuals (26).	–common in prehypertensive individuals.[26]	–common in prehypertensive individuals (Natali et al., 2009).
저자명 표기 수	10인까지 전원 기입하고 11인부터 et al. 로 표시	6인까지 전원 기입하고 7인 이상이면 첫 3인만 기명하고 그 뒤에 et al.로 표시	전원 기입
저자명 작성	Chobanian AV, Bakris GL, Black HR, Cushman WC,	Chobanian AV, Bakris GL, Black HR, et al.	Chobanian, A.V., Bakris, G.L., Black, H.R., Cushman, W.C.,… (2003)
학술지명과 서지사항 표기	N Engl J Med 1996; 334: 13–8.	N Engl J Med. 1996; 334(1): 13–18.	New England Journal of Medicine 334: 13–18.

10) 표(Tables)

표는 연구결과를 수치로 제시할 필요가 있을 경우 작성한다. 잘 정리된 표는 초록과 함께 연구내용을 가장 효과적으로 전달할 수 있다. 최근 초록과 함께 도표를 독자들에게 무료로 제공하는 글로벌 검색엔진이 늘어나 논문 세일즈에 중요한 구성요소가

되었다. 일반적으로 표 하나가 한 페이지 이내로 인쇄되는 분량이 되도록 작성한다. 원고에서 각각의 표를 별면에 따로 준비한다. 표는 나오는 순서대로 번호를 매기고 본문에서 반드시 인용한다. 표의 작성에서 가장 주의할 사항은 표에 입력된 숫자에 오류가 없게 하는 것이다. 많은 숫자를 반복해 입력하다 보면 자칫 오류가 발생하기 쉬우므로 입력한 후 반드시 한 번 세밀하게 검토한다.

예)

Table 5. Multivariate logistic regression analysis for incident hypertension(표제목)

줄제목(Row heading) ↓

Variables	Odds ratio	95% Confidence interval	*P* value
Age			
Male			
Prehypertension			
Body Mass Index			

← 칸제목 (Column heading)

표의 제목은 문장(sentence)이 아니라 구(phrase)로 간단하지만 충분히 의미가 전달되도록 작성하고 끝에 마침표를 찍지 않는다. 표제목은 왼쪽 맞춤으로 정렬한다. 표의 전체 가로줄은 모두 3개만 허용되어 표의 가장 위와 아래 그리고 표 상단의 칸제목(column heading) 아래에 넣는다. 그 외에는 필요한 칸에만 가로줄을 넣을 수 있고 세로줄은 일체 허용하지 않는다. 표의 좌측 첫 칸은 줄제목(row heading)을 기입한다. 그래서 줄과 칸을 맞추어 관찰한 결과를 기입한다. 보통은 독립변수를 칸제목으로 넣고 종속변수를 줄제목으로 나열하지만 내용에 따라서 변형해 작성해도 된다. 표 안에서 공간 부족으로 약어를 사용하는 경우 표 아래에 약어를 설명한다. 각 표 단위로 독자적으로 이해할 수 있도록 작성한다는 원칙에 따라 같은 약어라도 표 단위로 설명을 넣는다. 약어설명에 각주(footnote)를 사용하지 않아도 되며, 그 외 각주를 필요로 하는 경우는 학술지에서 별도로 정한 기호가 있으면 이를 사용하고, 그렇지 않으면 「권고안」에서 권장하는 기호를 순서대로 사용한다. 대부분 학술지가 「권고안」의 기호를 기준으로 사용한다. 그 기호는 *(asterisk), †(dagger), ‡(double dagger), §(section mark), //(paragraph mark), ¶(parallel mark), **, ††, ‡‡, §§, ////, ¶¶ 등인데 전 세계 공통인 장점이 있으나 각주가 많은 경우 보기에 복잡한 단점이 있다. 따라서 독자의 혼동을 방지하려면 각주의 수를 가급적 줄이는 것이 좋다. 학술지에 따라 독자적인 방법으로 각주를 달기도 하므로 투고규정을 확인하는 것이 필요하다. 예를 들어 학술지에 따라 'a', 'b', 'c' 또는 'a)', 'b)', 'c)'를 위첨자로 사용하기도 한다. 최근 개정된 「권고안」은 기존 기호를 사용하는 방식과 영문 소문자 알파벳을 위첨자로 사용하는 방식 두 가지를 제시하고 있다.

11) 그림(Figures)

그래프, 사진, 모형, 흐름도, 지도 등이 모두 그림에 포함된다. 논문 자료의 내용에 따라 가장 잘 전달할 수 있는 그림의 원고를 작성하는 것이 원칙이다. 모든 그림은 본문에서 인용해야 하며 인용 순서대로 일련번호를 매긴다. 본문 끝에 그림원고의 목록을 작성하며 그림원고 자체는 본문과 분리해 별도의 파일로 준비한다. 학술지별 양식을 준수해 작성한다.

그림원고 작성에서 또 하나의 원칙은 저자가 인쇄하기를 원하는 모양대로 준비하는 것이다. 편집인은 보내온 원고대로 인쇄하기 때문에 그림의 크기, 모양, 색상, 배치 등을 출판되기 원하는 대로 작성한다. 모든 그림원고는 분명하고 깨끗하며 전문적인 수준으로 준비한다. 논문작성에 흔히 사용하는 MS Excel 같은 전산 프로그램을 활용하면 그래프를 쉽게 작성할 수 있다. 사진은 해상도 기준을 충족하는 파일로 준비한다. 그림원고에 화살표, 기호 등을 기입해 독자에게 그림원고의 핵심을 전달하는 것이 필요하다. 환자의 임상 자료를 그림원고로 사용하는 경우 개인식별이 가능한 자료를 반드시 삭제하고 출판한다. 만약 내용 전달에서 환자의 얼굴이나 개인식별 자료가 필요한 경우는 환자 본인의 동의를 얻어야 한다.

그림의 제목은 문장이 아닌 구로 작성하고 끝에 마침표를 찍는다. 그림제목도 논문제목이나 표제목과 같이 간결하면서도 의미가 충분하게 전달되도록 작성해야 한다. 그림원고의 내용에 따라 같이 보면서 설명하면 좋을 그림을 한 번호로 묶는 경우도 있다. 그런 경우는 해당 그림 전체 제목을 적고 개개 그림의 소제목이나 설명을 작성한다. 한 번호에 같이 배열된 복수의 그림을 구분하는 표시를 학술지의 편집방침에 따라 작성한다. 현미경 사진일 경우 촬영배율이나 자를 삽입해 크기에 대한 이해를 돕고 염색방법을 기입한다.

예)

Fig. 2. Microscopic findings of the livers of mice. (A) Control group, H&E stained, x100. (B) High power view of control group, H&E stained, x400. (C) Infected group, H&E stained, x100. (D) High power view of infected group, H&E stained, x400.

본문 원고의 마지막에 그림목록을 기입한다. 'Figure Legends'(혹은 Legend of Figures, Explanation of Figures)의 소제목을 달고 인쇄하고자 하는 그림원고의 제목과 설명문을 이어서 작성한다. 그림과 텍스트는 작성하는 프로그램이 다르므로 통상 분리해 작성한다.

예) Legend of Figures

Fig. 1. Survival of *C. sinensis* adult worms in 6 different media. Worms survived less than 3 days in 0.85% NaCl and up to 7 days in 1× PBS. RPMI-1640 showed best survival rate among the media studied. Among inorganic media 1× Locke's solution showed highest survival (up to 57 days).

Fig. 2. Survival of *C. sinensis* adult worms in different concentrations of bovine bile in 1× Locke's solution. The worm failed to survive more than a day at 1% and 0.1% concentration of bile. In 0.05% concentration, though the worm survived up to 14 days, however, survivality fell very sharply after 7 days. Bile at 0.005% concentration showed best survival advantages among the concentration studied.

Fig. 3. Survival of *C. sinensis* adult worms in different concentrations of bile acids in 1× Locke's solution. Worm survival rate decreased rapidly in LCA after 7 days. A gradual decrease of survival observed in CA and NTCDC supplemented media.

Fig. 4. Survival of *C. sinensis* adult worms in different concentrations of lithocholic acid (LCA) in 1× Locke's solution. At lowest concentration (1 μM) studied in this experiment worms survived up to 28 days, 2 weeks less than 1× Locke's solution only demonstrated potential toxicity of LCA to adult worms.

Fig. 5. Microscopic findings of the livers of mice. (A) Control group, H&E stained, x100. (B) High power view of control group, H&E stained, x400. (C) Infected group, H&E stained, x100. (D) High power view of infected group, H&E stained, x400.

6

증례보고의 구성요소와 작성 Writing Case Report

증례보고는 의학 학술지에서만 볼 수 있는 독특한 형식의 논문이다. 의학적으로 드물고 독특한 사례를 남들과 공유할 필요가 있지만 많은 수가 아니라 한두 개에 불과해 일반화하기 어려운 경우 이를 학술지에 기록하는 것이 증례보고이다. 따라서 증례보고는 교과서적인, 모두 다 아는 내용을 대상으로 할 수는 없으며 독창성이 있어야 한다. 이미 알려졌지만 증례의 발생 자체를 기록할만한 질병이 있을 수 있다. 이러한 경우에는 가급적 간단하게 진단의 근거를 제시하면서 증례의 핵심만 기술하는 것으로 보고하는 것이 좋다. 학술지에 따라서 연구단보(Brief Communication, Clinical Note, Short Report 등) 형태로 발표하는 것을 권장하기도 한다.

학술지에 따라 증례보고 원고를 우대하기도 하지만 억제하기도 하므로 기본정책을 알고 투고하는 것이 좋다. 증례보고도 기관연구윤리심의위원회의 심사를 받도록 요구하는 학술지도 있다.

1) 독창성(Originality): 여지껏 기록되지 않은 임상 경험을 보고한다면 문제가 없겠지만 그런 증례를 기록하는 것은 거의 불가능하다고 보아야 한다. 그렇지만 가치 있는 증례를 기록할 수 있다. 이미 발표된 증례에는 기록되지 않은 소견이나 사실을 추가로 기술한다든지, 발표된 적이 없는 유전정보, 사진, 질병 발생지역 등을 추가한다면 독창성이 충분하다. 예를 들어 어린이에게 흔한 선천기형 증례라면 어린이 환자는 보고대상이 아닐 것이다. 그러나 만약 노인에게서 그 선천기형이 확인되었다면 보고대상이 될 수 있다. 출생 이후 노인이 되기까지 이 기형과 관련한 의학적인 문제를 정리해 기술하면서 이 문제의 성인에서의 진단과 치료에 관해 제안한다면 훌륭한 증례보고가 된다. 또 노인의 증례가 이미 여럿 기록되어 있다 하더라도 그 진단이나 치료에 최근 개발된 기법을 적용해 기존 보고에 더할 의미 있는 결과를 얻었다면 역시 기록할 가치가 생긴다.

2) 형식(Structure): 일반적으로 증례보고는 초록(Abstract), 서론(Introduction), 증례기록(Case Report or Case Description), 고찰(Discussion), 참고문헌(References), 그림(Figure), 표(Table) 등으로 구성된다. 물론 학술지별로 다른 형식을 지정할 수 있고 전체 길이를 제한하거나 도표를 허용하지 않을 수 있으므로 이를 투고규정에서 확인한다.

3) 제목(Title): 제목은 간단하게 증례의 특징을 중심으로 증례보고임을 알 수 있게 작성한다.

예) Title

(출처: J Korean Med Sci 2011; 26(3): 454–456.)

Low Level Light Could Work on Skin Inflammatory Disease: A Case Report on Refractory Acrodermatitis Continua

4) **초록**(Abstract): 초록만 읽어보고 증례의 임상적 소견과 특성을 파악할 수 있게 작성하는 것이 중요하다. 또 증례로 기록하는 학술적 의의를 초록의 결론으로 기술한다. 증례를 출판하는 대부분 학술지가 초록을 간단하게 한 문단으로 작성하도록 한다. 즉, 증례보고는 비정형초록으로 작성하는 것이 대부분이다. 통상 증례보고는 원저보다 더 글자 수를 제한한다. 따라서 초록은 100–150자 이내로 핵심사항만 작성한다.

예) Abstract

Low level laser or light treatment on the various clinical condition is getting considerable attention now. However, there has been no report about the clinical effect of low level polarized polychromatic noncoherent light (LPPL) on the inflammatory skin disease. 저선량편광 광선치료에 대해 배경을 기술함. We experienced a case of acrodermatitis continua in a pregnant woman refractory to any conventional treatment including the most potent topical steroid. She was successfully treated with LPPL. 임산부 증례를 광선치료한 사실을 기술함. LPPL could be a possible treatment modality producing substantial clinical result in inflammatory skin condition without any side-effect. 저선량편광 광선치료의 피부염 치료 가능성을 제안함.

5) 서론(Introduction): 서론에서는 증례와 관련된 질병을 간단하게 소개하면서 시작한다. 이 부분이 길 필요는 없지만 1-2개 문장으로 질병의 현황, 기존 보고 등을 소개한다. 이 증례보고에서 기록할 환자와 질병에 대해 간단하게 언급한다.

예) INTRODUCTION

History of applying light as a therapeutic remedy dates back to ancient Egypt. In dermatologic field, ultraviolet A (UVA: 320–400 nm) and ultraviolet B (UVB: 280–320 nm) has been mainly focused. Many phototherapeutic and photochemical modalities using UVA and UVB have been developed and used effectively in many inflammatory skin diseases such as psoriasis and atopic dermatitis (1, 2). Low level laser or light was introduced by Mester and colleagues in the late 1960s and has been mostly used in rheumatoid arthritis, wound healing, postherpetic neuralgia and recovery following nerve injury (3). 주제도입문단으로 피부염의 광선치료에 대한 일반적인 효용을 기술함.

To our best knowledge, there has been no report about clinical effect of low level polarized polychromatic non-coherent light (LPPL) on inflammatory skin condition. This report concerns a successful LPPL treatment in a pregnant patient suffering from recalcitrant acrodermatits continua. 피부염에 대한 저선량편광 광선치료(LPPL)가 처음 시도하는 치료법임을 간단하게 언급함.

6) 증례기록(Case Description): 환자의 개인 신상을 철저하게 보호하면서 작성한다. 환자의 인적사항을 시작으로 주요 임상소견, 검사소견, 진단, 치료, 경과순으로 작성한다. 환자 진료 내용인 초진, 수술, 입원, 사망, 추적검사 등과 관련된 일자 중 가장 중요한 것을 하나는 반드시 기록한다. 실제 진료와 문헌으로 출판되는 시점에 차이가 많이 생기게 되므로 환자가 어느 시점에 발행해 어떠한 진료를 받았는지가 중요하다. 기록에 필요한 경우 사진, 그림, 표 등을 작성할 수 있으나 학술지에 따라 이에 대한 제한이 있을 수 있으므로 대상 학술지의 관련 규정을 확인할 필요가 있다. 임상자료나 사진 등을 통해 대상 환자의 신상이 노출되어야 하는 상황이면 본인의 동의를 반드시 서면으로 받아야 한다

예) CASE DESCRIPTION

In October 2009, a 40-yr-old woman presented with severe erythematous pustular eruption and exfoliation on all fingertips and on the paraonychia of her nails (Fig. 1A). She was 7 weeks pregnant at the very first visit to our clinic. 증례의 첫 방문 일자와 주 증상을 기술함. 증례기술의 첫 문단으로 증례에 대한 도입문단임. 피부 병변 사진을 제시함.

When she delivered her first child twenty months ago, erythema and pustules developed on one of the fingertips and extended on to every fingertip. She was diagnosed as an acrodermatitis continua by skin biopsy at the other clinic when the initial skin lesion developed. She had been treated with the topical steroid and narrow band ultraviolet B (NBUVB) phototherapy, which produced a partial response. Her skin lesion worsened a lot after her second conception and did not respond at all to any topical agents (including 0.05% clobetasol propionate ointment), or NBUVB phototherapy when she was referred to our clinic. We checked the possible aggravating factors making her pustules refractory to the conventional treatment. Routine laboratory examination was all within normal limits. Bacterial and fungal cultures from the pustules turned out negative. She has a 10-yr history of plaque psoriasis on her knees and elbows and it has been controlled well with the topical calcipotriol ointment alone. 전개문단으로 과거력과 기존 치료 효과를 설명함.

Her pregnancy was the major hindrance in applying any oral agents. We recommended NBUVB phototherapy at first. However, she refused it after the previous ineffective treatment of NBUVB. Therefore, we designed the treatment with the exposure of LPPL (Bioptron, Bioptron 2®, Bioptron

AG, Swiss, 480–3,400 nm, 95% polarization, exposure dose 10 J/cm^2) and topical steroid application (much less potent than the topical preparation she had used before) twice a week. 새로운 광선치료를 시도한 내용을 기술함.

In two weeks (after only 4 treatments), the clinical resolution was impressive and no pustules were found (Fig. 1B). Topical methylprednisolone aceponate 0.1% cream was switched to a ceramide-containing moisturizer and she has been treated twice or once a week with LPPL exposure (10 J/cm^2) and her improved skin condition sustained during the rest of the whole pregnancy. Her baby was born healthy without any noticeable abnormality. No side-effect was reported. Over 10 months of follow-up, no recurrence or flare-ups of skin lesion was noticed. 치료 후 경과를 기술하며 치유된 피부 사진을 제시함.

7) 고찰(Discussion): 이 증례의 임상소견을 간단하게 요약하면서 진단이 정확하다는 것을 고찰해야 한다. 그러고 나서 기존 보고와 다른, 새로 기술하는 내용을 설명한다. 이 증례보고를 읽는 독자가 앞으로 같은 증례를 다루게 될 때 도움이 되는 제안을 하는 것이 고찰의 핵심이 될 것이다.

예) DISCUSSION

Acrodermatitis continua is considered as a variant of pustular psoriasis but some authors classify this dermatosis as a separate entity based on its clinical features (1). This patient developed acrodermatitis continua after a long history of mild plaque type psoriasis. Therefore, this case supports that acrodermatitis continua may be a variant of psoriasis. Interestingly, her psoriatic plaques were well controlled using topical calcipotriol ointment alone, while newly developed sterile pustules on her fingertips were refractory to any conventional treatment. 고찰의 도입문단으로 진단명과 증례의 피부질환 과거진행을 기술함. 피부질환의 병인과 치료를 간단하게 언급함.

Four times of topical steroid application and the co-exposure to LPPL showed an excellent clinical result and this effect maintained for several months without any further topical steroid application. 전개문단의 주제문장으로 치료와 경과를 제시함. It cannot be said that LPPL alone produced a rapid clinical resolution in this patient. Topical steroid might play a certain role to suppress the disease activity at the beginning of the treatment. However, she had used the most potent topical steroid (0.05% clobetasol propionate ointment) before visiting our clinic and it was ineffective, though. LPPL with the topical steroid application appeared to provide outstanding clinical improvement in this patient. Even after the topical steroid was changed to the topical moisturizer instead, there was no recurrence or aggravation of the skin lesion. The clinical disease process of acrodermatitis continua can spontaneously wax and wane (1). However, natural clinical course cannot fully explain the rapid improvement in this patient and sustaining result. Therefore, we could say that LPPL could work successfully on the inflammatory skin disease. 전개문단의 전개문장으로 피부 스테로이드연고 처방과 광선치료를 동시에 한 사실을 언급하고 두 치료 중 어느 것이 주효하였는지 설명함. 그러면서 광선치료가 주로 작용하였다고 정리문장으로 기술함.

Low level light treatment on various clinical conditions is getting considerable attention now (4–7). 전개문단 2에서 저선량편광 광선치료의 의학적 이용을 도입함. Its use was generally limited in wound healing, relieving various rheumatic condition and pain control before (3, 8). The mechanisms of action is not clear, although it was explained in terms of photobiomodulation (5–10). Biomodulation is the process of changing the natural biochemical response of a cell or tissue within the normal range of its function to stimulate the cell's innate metabolic capacity to respond to a stimulus (3–6). When biomodulation occurs from a photon transferring its energy to a chromophore, it is referred to as photobiomodulation (3, 8). The photobiomodulation has been found to normalize the jeopardized cellular milieu in various disease condition and promote spontaneous healing (4–9). 효용을 기술하고 기전으로 광선에 의한 생체활성 조절을 제시함. Recent studies showed that photobiomodulation could regulate the inflammatory responses, too (5, 7, 9, 10). LPPL was proven to have anti-inflammatory effect on chronic tendonitis and gingivitis in several reports (5, 7). Others demonstrated that the exposure of a small area of the human body to LPPL (480–3,400 nm, 12 J/cm^2) decreased in the elevated pro-inflammatory cytokine levels and increased in the anti-inflammatory factor concentration (10). The decrease of pro-inflammatory cytokine such as TNF-α, IFN-γ, and IL-2 and anti-inflammatory effect after LPPL exposure may pose a suitable explanation of the clinical result of LPPL in the inflammatory skin disease. 전개문단으로 효능, 기전과 관련된 연구로 사이토카인의 결과를 소개함.

This case gives intimation that LPPL could be a possible treatment modality producing substantial clinical result in inflammatory skin condition. Further studies with more patients and about the mechanism of action are required. 정리문단으로 이 증례의 경험을 통해 저선량편광 광선치료가 피부염증 치료에 유용함을 확인하고 이에 대한 연구를 제안함.

8) 참고문헌(References): 학술지에 따라 증례보고에 인용하는 문헌의 수를 제한할 수 있으므로 이를 확인한다. 문헌작성 형식은 원저와 동일하다.

9) 증례기록 작성에서 권장모형(Case Report Template)의 점검사항

Global Advances in Health and Medicine이 출판한 "The CARE Guidelines"(2013)에서 권장하는 작성모형(Case Report Template)의 점검사항은 아래와 같다.

제목: 'Case Report' 단어 포함

초록: 보고하는 증례의 주요 인적사항, 임상상, 진단과 치료, 경과, 예후를 기입하고 이 증례의 교훈을 제시

서론: 증례와 질환의 배경과 중요성을 기술

증례기록: 환자와 관련된 인적사항과 필요한 주변 정보, 임상소견, 질병의 발생과 경과, 검사결과, 진단의 근거를 상세하게, 치료 또는 중재를 상세하게, 치료 후 경과를 기술. 표나 그림을 같이 제시

고찰: 진단의 정확성, 이 증례의 특성과 제한점, 다른 보고기록과 비교, 이 증례가 주는 교훈을 순서대로 기술

7

영어논문 작성의 유의점 Tips for Writing English Text

한국 사람이 영어로 문장을 쓰는 것은 결코 만만치 않다. 국어와 영어는 글자, 문법체계, 단어의 개념이 많이 다르다. 한국인이 작성한 영문은 소위 한국식 영어로 불리는데, 이러한 한국식 영어의 특징 몇 가지를 소개한다. 이러한 오류만 수정해도 전체 영어논문의 질이 크게 개선될 것이다. 열심히 여러 번 수정 작성해 저자 스스로 완벽하다고 생각되더라도 원어민 영문교열을 거치는 것이 좋다. 수정할 부분이 많은 것에 스스로 놀라게 될 것이다.

1) 시제

국어에서 과거시제는 동사 어미에 '-었(았)' 또는 '-였'을 추가하면 충분하다. 예를 들어 '먹다', '놀다', '웃다' 등을 '먹었다', '놀았다', '웃었다'로 쓰면 과거형이 된다. 영어는 대부분 동사 어미에 '-ed'를 붙여 과거형을 만들지만, 불규칙 동사도 많다. 국어 문법에서는 시제가 그리 엄격하지 않지만 영어 문법에서는 엄격하다. 과거형, 과거분사형, 현재형, 미래형 등을 잘 구분해 필요한 곳에 필요한 형식을 맞추어 작성해야 한다. 시제에서 흔히 틀리는 문법으로 현재시제 3인칭 단수 주어일 때 동사 어미에 '-(e)s'를 붙이는 것이 있다. 이런 오류를 줄이기 위해 3인칭 현재 문장에서는 주어를 복수로 작성하는 것이 한 요령이다.

① 과거형: 논문에서 과거에 일어난 행위는 과거형으로 기술한다. 원저논문에서는 과거 연구결과 소개, 연구수행 방법과 과정, 결과, 연구의 제한점 등을 과거형으로 기술한다. 증례보고에서도 증례환자와 관련되어 이미 일어난 사항을 기술하는 내용은 과거형으로 작성한다.
② 현재형: 정설이 된 지견을 서론이나 고찰에서 언급할 때 현재형으로 쓴다. 도표에서 표현하는 경우도 현재형으로 작성한다. 원저논문에서 반드시 현재형으로 작성할 내용은 결론이다. 현재형으로 쓸 수 있는 내용이라야 결론으로 성립한다. 만약 논문제목을 문장으로 작성한다면 현재형으로 써야 한다. 증례보고에서도 교과서적 지견이나 결론 주장은 현재형으로 기술한다.
③ 미래형: 미래형 문장은 연구결과로 추론하는 경우, 향후 연구방향을 제시하는 경우에 제한적으로 작성한다.

2) 단수, 복수

국어와 영어의 큰 차이가 복수 개념이다. 국어에서는 단수명사에 '-들'을 붙이면 복수가 되지만 그리 엄격하지 않아 '-들'이 없어도 문법에 어긋나지 않는다. 그러나 영어는 단·복수 개념이 엄격하다. 이를 잘 작성해야 동사의 오류도 줄어든다. 의학 논문에서 세포를 뜻하는 단어가 'cell', 'leukocyte', 'erythrocyte', 'lymphocyte', 'monocyte', 'osteoblast' 등 무수히 많다. 보통 연구에서 세포를 하나만 사용하는 경우는 없고 대부분 세포를 천이나 만 개 이상 단위로 사용한다. 당연히 복수로 써야 의미도 정확하고 문법에도 맞다. 그 외 실험동물이나 환자도 대상이 하나가 아니면 복수로 사용하는 것이 좋다. 그러므로 특별히 대표 단수로 작성해야 하는 경우가 아니면 제목과 본문 전체에서 복수로 사용하는 것이 편리하다. 수를 셀 수 있는 계량명사를 단수로 사용하는 경우 관사 또는 지시대명사를 붙여야 문법에 맞지만 복수로 사용할 때에는 그렇지 않으므로 오류가 줄어든다.

예) 복수 사용이 편리한 명사

T cells, lymphocytes, erythrocytes, myoblasts, osteoclasts, macrophages, mice, rats, hamsters, rabbits, patients, cases, subjects, boys, girls, men, women, eggs, worms, cells

3) 집합명사 또는 불가산명사

영어에서 집합명사 또는 개념을 의미하는 단어는 복수형으로 사용하지 않는다. 즉 이 단어들은 복수의 집단을 뜻하는 것도 아니고, 수를 셀 수 없는 명사이므로 단수형으로만 사용한다.

예) 집합명사 또는 불가산 명사

fish, literature, furniture, people, audience, information,

evidence, research, percent, permission, knowledge, damage, loss

이 단어들 중 복수형으로 'fishes'나 'peoples'를 사용하는 경우가 있는데 이는 그 단어 개체의 복수를 뜻하는 것이 아니라 각각 복수의 어종이나 인종을 뜻하는 것으로 의미가 조금 달라진다. 이러한 단어를 사용할 때 그 의미가 정확하게 전달되도록 주의해야 한다.

4) We의 활용

다른 분야 학술지에서는 저자를 뜻하는 대명사인 'we'를 사용하지 않지만 의학논문에서는 흔히 주어로 이를 사용해 연구방법이나 여러 내용을 능동형 문장으로 서술한다. 수동형보다 능동형이 문장을 읽고 이해하기 쉬운 장점이 있다. 학술지에 따라 객관성을 중시해 필요한 경우 1인칭인 'we'보다 3인칭인 'the present authors'를 사용하도록 주문하기도 한다. 통상 의학연구가 복수 저자에 의해 수행되고 논문도 여러 공저자가 함께 발표하는 관행 때문에 'we'로 쓰지만, 이러한 관행 때문에 단독 저자 논문에서도 'we'로 작성하는 오류를 범하기도 한다. 논문에서 'we' 또는 'our' 표현의 허용 여부는 전적으로 학술지에 달려 있다. 따라서 투고대상 학술지의 투고규정이나 최근 호에서 이러한 문장을 눈여겨보고 원고를 작성해야 한다.

5) 동사의 활용

국어에서 명사에 '-하다' 어미를 붙이면 동사가 된다. 예를 들면 '공부하다', '노래하다', '연구하다', '실험하다' 등이 그렇다. 이러한 습관에 따라 영문도 그렇게 작성하는 경우가 흔하다. 영어는 동사 단어에 어미를 붙여서 파생한 명사가 많다. 흔히 동사에 붙이는 명사형 어미인 '-ation', '-asion', '-al', '-ment' 등이 붙은 명사가 이에 해당한다. 이러한 파생명사보다는 가급적 원래 의미의 동사를 사용하는 것이 낫다.

예1)

× Foreign body removal was carried out using a cystoscope.

○ The foreign body was removed using a cystoscope.

예2)

× Interpretation of the cell morphology was tried by the new AAA method.

○ The cell morphology was interpreted by the new AAA method.

예3)

× Measurement of its diameter was done using an ocular micrometer.

○ Its diameter was measured using an ocular micrometer.

예4)

× Division of the groups was made according to the blood glucose levels.

○ The groups were divided according to the blood glucose levels.

6) 능동태와 수동태

영문 원저논문에서 수동태 문장이 많이 등장한다. 가급적 능동형 문장으로 작성하는 것이 좋지만 주어가 필요없거나 아니면 그리 중요하지 않은 경우, 그리고 주어부 단어가 너무 길어 읽기 불편할 정도라면 수동태로 작성하는 것이 낫다. 여기서 우리가 흔히 하는 실수가 자동사를 수동형 문장에 사용하는 것이다. 그리고 타동사 중에서도 수동형으로 사용하지 않는 것이 있는가 하면 항상 수동형으로 사용하는 단어도 있다. 자동사와 타동사 용법이 모두 있어 쓰임에 따라 의미가 달라지는 동사도 있으므로 유의해야 한다.

① 주어가 중요하지 않아 수동형 문장이 더 나은 예

능동형 문장: The doctor administered the tablet to the patient.

수동형 문장: The tablet was administered to the patient (by the doctor).

*이 문장은 'The patient administered the tablet.'으로 쓸 수도 있다.

② 자동사인데 수동형으로 잘못 사용하는 예: remain, occur, consist, range, live, fall, die, aim

예1)

× A part of the tumor mass was remained after the surgery.

○ A part of the tumor mass remained after the surgery.

○ A part of the tumor mass was remaining after the surgery.

예2)

× The same result was occurred after the second exposure.

○ The same result occurred after the second exposure.

예3)

× The control group was consisted of 40 healthy men of ages over 50.

○ The control group consisted of 40 healthy men of ages over 50.

예4)

× Their body lengths were ranged from 15 to 25 mm.

○ Their body lengths ranged from 15 to 25 mm.

③ 항상 능동형 문장으로 작성하는 동사: containing verbs, reciprocal action, intransitive verb 등(Graf, 2008에서 전재)

예1)

○ The flask contains a hazardous chemical.

× A hazardous chemical is contained by the flask.

예2)

○ Family members supported each other through the grieving period.

× Each other was supported by family members through the grieving period.

예3)

○ The boy became a reporter after 10 years.

× A reported was become by the boy after 10 years.

④ 항상 수동형 문장으로 사용하는 동사: bear(be born), discharge(be discharged), hospitalize(be hospitalized), transfer(be transferred) 등

예1)

○ The boy was born in 2000.

예2)

○ The patient was discharged(hospitalized) on October 10, 2005.

⑤ 자동사와 타동사 용법이 모두 있어 각각의 의미가 다른 동사: increase, decrease 등(자동사로 사용하는 경우는 그러한 변화가 저절로 일어난 것이지만 수동태로 사용하면 타동사이므로 어떠한 조치나 중재에 의해 그런 변화가 유발되었다는 의미를 가진다)

예1)

○ Her body temperature increased over 40℃ last night.

× Her body temperature was increased over 40℃ last night.

예2)

○ Blood level of the protein was decreased by the intervention.

× Blood level of the protein decreased by the intervention.

7) 형용사의 순서

하나의 명사를 여러 개의 형용사가 수식하게 되는 경우가 종종 생기는데, 원어민이 아닌 이상 정확하게 사용하는 것이 매우 어렵다. 그러나 어색한 영어 표현을 피하려면 여러 개의 형용사의 순서를 맞게 써야 한다. 이는 일반적으로 권장하는 다음 순서에 의한다(Graf, 2008).

Determiner(관사, 지시대명사): the, this, our, these

Number(수): 10, 100, many, several

Observation(관찰): beautiful, detailed

Size(크기): small, big

Age(나이): 10-week old, old

Shape(모양): round, globular,

Color(색깔): white, dark, brown

Origin(유래): Korean, American, solar

Material(재료): wooden, glass, ironic

Purpose(목적): diagnostic, therapeutic, cutting

NOUN

저자가 자기의 연구논문에서 흔하게 사용하는 표준문구를 하나 만들어서 이를 외우고, 후에 이에 준해 문장을 작성하는 것이 요령이다.

예)

This 10-year long collaboration cohort study

These 50 10-week old male white scid mice

The 200 fatty over 60 Korean patients

Our 5 cases of round red fungal wound infection

A dense amorphous dark red mass of fibrin

The 2 recent medical therapeutic options

8) 문장의 평행구조

우리글과 영어의 다른 구조 때문에 오류를 범하기 쉬운 부분이다. 어떠한 내용을 비교·대조하는 문장은 동일한 수준의 대상으로 작성한다. 일단 작성한 이런 종류의 문장에서 반드시 확인해야 할 항목이다.

예)

× Higher average rates of alcoholism were found in patients from urban areas compared to rural areas.

○ Higher average rates of alcoholism were found in patients from urban areas compared to <u>patients from</u> rural areas.

○ Higher average rates of alcoholism were found in patients from urban areas compared to <u>those from</u> rural areas.

○ Higher average rates of alcoholism were found in patients from urban areas <u>than those from</u> rural areas.

9) 의학 영어 문장 작성의 관행

의학 영어논문에서 관행적으로 쓰는 표현이 있어 이를 지켜야 한다.

① 두문법칙: 문장 첫 글자로 숫자나 기호, 'And', 'But'을 사용하지 않는다. 따라서 아라비아 수로 표기하지 않고 문자로 쓰거나 숫자 앞에 수식어를 붙여 해결한다. 또한 만약 문장 구조상 이 두 접속사로 시작해야 하면 쉼표로 이어지는 복문으로 작성한다. 아니면 'And' 대신 'Furthermore', 'Additionally' 등의 단어로, 'But' 대신 'However'로 새 문장

을 시작한다.

예1)

× 59 healthy men of same ages were included in the present study.

○ A total of 59 healthy men of same ages were included in the present study.

○ Fifty-nine healthy men of same ages were included in the present study.

예2)

× 〉 60 healthy men were included in the present study.

○ Over 60 healthy men were included in the present study.

예3)

× The subjects were randomly grouped into 3 according to the BMI. And the subjects of BMI under 20 were the control.

○ The subjects were randomly grouped into 3 according to the BMI, and those of BMI under 20 were the control.

예4)

× But, the control produced no alpha proteins.

○ However, the control produced no alpha proteins.

② 숫자 표기: 문장 중간에 수를 기입하는 경우 문자가 아니

라 아라비아 숫자로 쓴다. 이는 숫자가 전달하는 의미의 정확성이나 편리성을 이용하는 관행으로 학술지별로 이를 권장한다.

③ 군더더기 단어: 저자의 감정을 강조하거나 우리말의 관행적 어법에 따라 필요 없는 문구를 쓰는 경우가 흔하다. 이런 표현을 가급적 삼가는 것이 좋다.

예1)

× It has been generally and widely accepted as a standard protocol.

○ It has been accepted as a standard protocol.

예2)

× It is well-known that tuberculosis is a growing public health problem.

○ Tuberculosis is a growing public health problem.

④ 복수의 단어 나열: 둘 이상의 수나 명사를 나열하는 경우는 다음과 같이 작성한다. 세 개 이상 나열하는 경우 각 단어마다 쉼표(comma)를 찍고 마지막에 'and'나 'or'를 쓰는데 그 앞에 쉼표를 권장한다.

예)

두 개 나열 시: A and B

세 개 이상 나열 시: A, B, and C / A, B, C, or D

⑤ 일부분에 대한 표현: 복수의 대상 중 일부에 대한 표현에서 흔히 비영어권 저자들이 'out of'를 사용하는데, 영어에서 'out of'는 '없다' 또는 '탈출' 등의 의미로 주로 사용되므로 의미가 잘못 전달될 수 있어 부적절한 표현이다.

예)

× The protein A was detected from 9 out of the 15 patients.

○ The protein A was detected from 9 of the 15 patients.

⑥ 'tried to': 이는 저자들이 우리말로 '시도하였다' 의미로 흔히 사용한다. 그러나 예를 들어, "We tried to investigate the correlation between hyperlipidemia and calcification of the carotid artery."라는 문장은 "시도했으나 실패하였다"는 의미를 내포하므로 읽는 사람은 부정적인 뜻으로 이해하게 된다. 그러므로 부정의 의미가 아니라면 저자의 뜻을 잘못 전달하게 된다. 따라서 이 예문은 "We investigated the correlation between hyperlipidemia and calcification of the carotid artery."로 수정하는 것이 바람직하다.

10) 이탤릭체(기울임체)로 써야 하는 단어

의학논문에서 동식물, 미생물, 기생충의 학명, 라틴어원의 단어, 유전자명, 통계유의성 수치 P, 상관성 계수 r 등을 이탤릭체(기울임체)로 쓴다. 그러나 학술지에 따라 간편함 또는 오류발생을 줄이는 목적으로 라틴어원의 단어(in vivo, in vitro, et al., ad libitum 등)

를 정자체로 작성하기도 하므로 투고할 학술지에서 어떻게 사용하는지 확인한다. 학명은 처음 나오는 경우에는 속명과 종명의 모든 철자를 기술하고 두 번째부터 속명을 약어로 적는다. 학명의 약어 처리는 별도 설명이 필요하지 않다. 단백질과 그 단백질의 유전정보를 가지는 유전자가 동일한 이름을 가지는 경우가 많아 독자가 혼동할 수 있으므로 이를 분명하게 구분하기 위해 유전자명을 이탤릭체로 작성한다.

예) 대장균의 학명이 처음 나오는 경우 *Escherichia coli*로 쓰고 그 이후에는 별도 설명 없이 *E. coli*로 작성.

11) 약어 사용

공인된 약어는 제목과 본문에서 약어 설명 없이 사용한다. 그 외 저자가 만드는 약어는 용어가 처음 나올 때 설명하고 그 이후에는 약어를 사용한다. 초록은 본문이 아니므로 초록에서 설명하였더라도 본문에서 다시 설명한다. 비공인 약어는 되도록 적게 만드는 것이 좋으며, 논문 전체에서 5회 이상 사용되는 단어를 약어로 작성한다. 약어는 대문자 2자 이상으로 작성하고 약어가 일반 단어나 다른 공용 약어와 동일한 철자가 되지 않도록 만들어야 한다. 원철자가 워낙 길어서 제목이 읽기 힘들 정도로 길 경우는 예외적으로 제목에 약어를 사용할 수 있다. 대신 이를 논문 시작부에서 바로 설명해야 한다.

공인 약어: DNA, RNA, AIDS, RBC, WBC 등

비공인 약어 표기:

○ coronary artery disease (CAD)

× CAD (coronary artery disease)

12) 띄어쓰기

영문에서 띄어쓰기가 중요하다. 띄어쓰기에 따라 뜻이 달라질 수 있다. 붙여 쓰면 한 단어가 되어 단어 수를 제한하는 경우에 유리할 수도 있어 공간에 제약이 있는 초록에서는 예외적으로 사용하기도 한다. 명사 둘을 이어서 사용하는 경우 앞의 것은 단수로, 뒤 단어를 복수로 표기한다. 단어에 따라서 두 단어가 한 단어로 진화한 것도 있다.

예) brain tumor, mouse livers, keywords, wheelchair

13) 단위 사용

모든 의학 학술지는 필요한 수치를 미터법 단위(SI unit)로 기재하도록 요구한다. 단위는 약속된 기호이므로 이를 잘 사용해야 그 의미가 정확하게 전달될 것이다. 단위는 모두 띄어 쓰지만 예외가 되는 단위 3개(%, ℃, °)는 붙여서 쓴다. 그러므로 실제 한 문장에서 연속해 단위를 쓰는 경우 띄어 쓰는 단위는 끝에 한 번만 쓰지만, 붙여 쓰는 단위는 매번 기입한다. 즉, 아래 예와 같이 쓴다.

예1) 10 Cal, 10 d, 10 kDa, 10 mg, 10 mL, 10 mm

예2) 1, 5, and 10 mm; 1, 2, 4, 8, and 16 weeks

예3) 10%, 10℃, 10°

예4) 1%, 5%, and 10%; 4℃ and 37℃

14) 기호

논문에 기호를 사용하는 것이 그 의미의 전달에 편리한 경우가 많다. 가장 흔한 기호가 괄호( )이다. 이는 약어나 단어의 부연 설명, 참고문헌 표기 등에 흔히 사용된다. 문장 중 괄호가 있으면 그 앞 한 칸을 띄어 쓰고 괄호 안에서는 괄호 기호에 붙여서 쓴다. 수학에서 사용하는 기호, 통계유의성 표기를 위한 기호, 문장 작성을 위한 기호 등을 주로 사용한다. 모든 기호는 앞과 뒤 한 칸을 띄어 쓴다. 여기에도 예외가 있어서 대비(/ slash), 범위(- range), 비율(: ratio)의 뜻을 가지는 기호는 앞뒤를 모두 붙여서 사용한다. 범위를 뜻하는 기호로 우리글은 대개 '~'를 사용하지만 영문에서는 '~'대신 '-'를 쓴다. 표나 그림에 각주를 표기하는 경우는「권고안」에서 제시하는 기호를 순서대로 사용한다(5장 10) 표 참조).

예1) P = 0.211, P 〈 0.001, 15.2 ± 2.4, fetal bovine serum (FBS),

예2) 1–2, 1/2, 2/day, 1:2

예3) 5–10%, 5%–10%. 이는 기호와 단위를 모두 붙여 쓰는 것으로 이 경우 JAMA 권고는 5%–10%이지만 그리 엄격하지는 않아서 5–10%로 사용하는 학술지도 많다.

편리한 대로 사용하면 되지만 한 논문에서는 늘 일정하게 작성하는 것이 좋다.

예4) 각주 기호 *, †, ‡, §, ‖, ¶, **, ††, ‡‡, §§, ‖‖, ¶¶

15) 콜론과 세미콜론

콜론(colon :)은 문장을 이해하기 쉽게 예를 들어 설명하는 경우 접속사 대신 흔하게 사용한다. 콜론을 찍으면 일단 그 문장은 그 자리에서 끝나고 그 뒤는 단어를 나열하거나 완전하지 않은 문장인 구로 정리된다. 세미콜론(semicolon ;)은 쉼표(comma ,)와 구분하는 큰 쉼표로 사용한다.

예) The findings of body weight 5 weeks after the experiment by groups were as follows: control, 157 ± 22 g; test group 1, 117 ± 12 g; test group 2, 101 ± 10 g; test group 3, 97 ± 14 g; test group 4, 131 ± 15 g. (Fig. 2)

16) 통계 유의성 표기

연구결과를 통계 프로그램으로 검증한 결과는 가장 흔하게 유의성(P) 값으로 표기한다. 이 P값은 통상 5% 유의수준을 기준으로 판정하기 때문에 수치가 0.05보다 작으면 유의하다고 인정한다. 그러나 논문에는 관찰한 값을 수치로 직접 P = 0.XXX로 표기하는 것이 원칙이고 값이 0.001보다 작은 경우에만 P <

0.001로 제시한다. 즉 P = 0.021, P = 0.321와 같이 표기한다. 가장 흔한 오류가 P 〈 0.05 또는 P 〉 0.05로 표기하는 것이다. 학술지에 따라 '*P*'를 소문자 '*p*'로 쓰기도 하므로 투고하기 전에 확인하는 것이 좋다.

예)

× P 〈 0.05

○ P = 0.013

17) 사람과 성에 대한 표현

비영어권 저자가 용어 사용에서 혼동하기 쉬운 부분으로 성에 대한 표현이 있다. 사람과 동물은 성이 있는데 생물학적인 성은 'sex'로, 사회문화적인 의미의 성은 'gender'로 표현한다. 생물학적인 성인 'sex'를 구분하는 경우는 'male'과 'female'을 사용하지만 'gender'를 구분하는 경우는 'men or women', 'boys or girls', 'masculine or feminine'으로 표현해야 정확하다(Pinto, 2013). 그러므로 동물에 대해서는 대부분 'sex' 그리고 'male or female' 표현이 맞다. 「권고안」도 이를 잘 구분하여 사용하도록 기술하고 있다. 한편 임상 논문에서 환자를 의미하는 단어로 'case'를 흔히 사용하는데 'case'는 인격이 없는 사물에 해당하므로 이를 알고 사용해야 한다.

예1)

× a patient of lung cancer

○ a patient with lung cancer

예2)

× a case with lung cancer

○ a case of lung cancer

예3)

× a 60-year old Korean male patient

○ a 60-year old Korean man

18) 대문자 표기

영어에서 문장의 첫 자와 고유명사에서 첫 자를 대문자로 쓴다. 그리고 약어는 전체를 대문자로 표기한다. 일반명사는 소문자로 표기한다. 약품명을 지칭할 때 성분명은 소문자로 쓰고 이를 상품명으로 표기하는 경우 고유명사이므로 대문자로 쓴다.

예1)

× Praziquantel

○ praziquantel (Distocide®)

예2)

× Institutional Review Board (IRB)

○ institutional review board (IRB)

19) 흔한 영어 문장 오류 수정

× Female was significantly higher in the case group than the control group (P 〈 0.001).

○ Female was significantly more in the case group than in the control group (*P* 〈 0.001).

○ Female in the case group was significantly more than that in the control group (*P* 〈 0.001).

× Pneumococcus was detected in 13 out of 62 pleural fluids (21%) by PCR.

○ Pneumococcus was detected in 13 of 62 pleural fluid samples (21%) by PCR.

× Out of the 523 patients in Group I, 79 (15.1%) suffered from post-ERCP pancreatitis.

○ Of the 523 patients in Group I, 79 (15.1%) suffered from post-ERCP pancreatitis.

× However, non-PCV13 serotypes may likely be associated with serotype replacement in the future (16).

○ However, non-PCV13 serotypes may be associated with serotype replacement in the future (16).

× A total of 55 sera were collected in the field.

○ A total of 55 serum specimens were collected in the field.

× All of the mice livers were scanned by ultrasound.

○ All of the mouse livers were scanned by ultrasound.

× Liver and spleen of the mice were removed.

○ The liver and spleen of the mice were removed.

× In conclusion, these findings support the typical CT finding was significantly higher in IPF patients with DM.

○ In conclusion, these findings suggest that the typical CT finding is significantly more frequent in IPF patients with DM than in those without DM.

× The object of this study is to find the usefulness of serum PCT levels in patients with underlying autoimmune disease.

○ The objective of the present study was to evaluate serum PCT levels for estimation of prognosis in patients with underlying autoimmune disease.

× Identifying bacterial infection and disease flares in autoimmune diseases is important because treatment modalities in each condition is contradictory.

○ It is important to identify bacterial infection and disease flares in autoimmune diseases because treatment modality in each condition is contradictory.

× One small survey also found 18.9% egg positive rate in the village (11).

○ One small survey also found an 18.9% egg positive rate in the village (11).

× 5-minute HRV measurements were obtained in 2,748 healthy men and 735 healthy women 18–65 years of age.

○ The 5-minute HRV was measured in 2,748 healthy men and 735 healthy women 18–65 years of age.

× There were 87 patients with *A. hydrophila* bacteremia, 45 with *A. veronii* biovar *sobria* bacteremia and 22 with *A. caviae* bacteremia.

○ There were 87 bacteremia patients with *A. hydrophila*, 45 with *A. veronii* biovar *sobria* and 22 with *A. caviae*.

× This study was showed that injury has major social and economical losses.

○ The present study has shown that the injury makes major social and economical loss.

× Removal of other risk factors was carried out by control of their environment.

○ Other risk factors were removed by control of their environment.

× The radiography indicated a mass of 3-cm diameter.

○ The radiogram indicated a mass of 3-cm diameter.

× All of the biochemical tests were unremarkable.

○ All results of the biochemical tests were unremarkable.

8

학술지 투고 Submission of Manuscripts

투고할 학술지를 정하고 그 양식에 맞추어 논문 원고를 완성하면 시간을 갖고 여러 번 정독하면서 수정한다. 이 정독과 수정에 논문작성 요령 10계에서 요구하는 내용을 반영하는 것이 필요하다. 반드시 공저자들과 나누어 보고 함께 수정해야 한다. 일단 원고가 완성되면 다시 한 번 문헌을 검색해 원고 작성 중에 출판된 동일한 주제의 논문이 있는지 확인하고 중요한 논문이 출판되었으면 이를 문헌으로 추가 인용한다. 아직도 프린트 원고를 접수하는 학술지가 있지만 대부분 학술지가 온라인 웹 시스템을 통해 원고를 접수한다. 투고문, 논문 원고, 그림 원고, 점검표(checklist), 그 외 학술지에서 요구하는 양식 등을 규정된 파일로 준비한다.

1) 투고문(Cover Letter) 작성

투고문은 학술지의 특별한 규정이 있으면 이에 따라 작성한다. 통상 투고문은 책임저자(corresponding author)가 작성한다. 투고문에서 가장 중요한 사항은 논문의 학술적 가치를 잘 설명하는 것이다. 가급적 짧게 그야말로 핵심사항을 편집인에게 잘 전달할 수 있도록 작성해야 한다. 그 뒤에 참여하는 저자가 모두 저자로서 역할을 충실하게 수행하였고, 저자됨을 포함해 출판윤리에 저촉됨이 없음을 기술한다. 학술지에 따라 저자들의 역할을 모두 밝히도록 요구하기도 하며 그런 경우는 모두 상세하게 기술한다. 이 논문의 내용이 일부라도 이전에 출판된 적이 없으며 다른 학술지에서 동시투고로 출판절차가 진행되고 있지 않다는 사실을 명시해야 한다. 만약 출판된다면 그 이후에 다른 학술지에 다시 출판하지 않겠다는 서약도 여기에 적는다. 이해관계(Conflict of Interest)가 있으면 여기에 기술한다. 끝으로 투고하는 원고를 양적으로 간단하게 소개한다. 즉 본문의 글자 수, 표와 그림의 수, 참고문헌의 수 등을 정리해 기술한다.

예) COVER LETTER

Title: Differential Expression of Ghrelin mRNA and Peptide in Different Anatomical Portions of Human Stomach

Dear Editor-in-Chief of Journal of ABAB:

I am very happy to submit a manuscript for publication in JABAB. This paper is related to ghrelin. The aim of this study was to demonstrate a ghrelin production capacity according to different anatomical portions of human stomach. In this study, we found that the ghrelin mRNA expression and immunoreactivity was highest at the upper portion of the human stomach. However, there was no ghrelin-positive cell in adenocarcinoma specimens. Moreover, ghrelin/actin ratio was not related with plasma ghrelin concentrations. This result was consistent with a previous study demonstrating no correlation between the changes in plasma ghrelin and those in gastric preproghrelin mRNA after *H. pylori* eradication. As we know, it is first study to reveal the ghrelin production capacity in different anatomical portions of the human stomach, not animal stomach or in vivo.

All of the authors including the corresponding author have read and approved the final manuscript. None of the authors had a personal or financial conflict of interest. This manuscript or any portion of this manuscript has not been previously published before and has not been submitted for publication elsewhere while under consideration for "JABAB". No portion of the manuscript other than the abstract has been published or posted on the internet. Finally, we would like to share our findings in your esteemed journal. So, we wish that our manuscript be evaluated for publication in "JABAB".

The text includes 3,455 words, 2 Tables, and 4 Figures. A total of 30 references are cited. The file of 4 figures was prepared separately.

Yours sincerely,

OOO, MD

Corresponding author

Department of Medicine, XXX University College of Medicine, Korea

E-mail:

Tel:

2) 점검표(Checklist)

점검표는 약식 투고규정이다. 완성된 원고를 투고 전에 최종 검토하면서 학술지에서 정한 점검표를 작성한다. 점검표에 있는 항목을 하나하나 검토해 원고에 빈틈이 없음을 확인한다.

예) J Korean Med Sci의 점검표

〔출처: JKMS 홈페이지(www.jkms.org)〕

IX. AUTHOR'S MANUSCRIPT CHECKLIST

1. Double-spaced typing with 11-point font.
2. Sequence of title page, abstract and keywords, introduction, materials and methods, results, discussion, references, and tables and figure legends. All pages should be numbered consecutively starting from the title page.

3. Title page with article title, authors' full name(s) and affiliation, address for correspondence (including telephone and fax numbers and e-mail address), running title (less than 10 words), and footnotes or acknowledgments, if any.
4. Abstract in unstructured format of 200 words maximum for original or review articles, and key words as in MeSH.
5. On the title page, include a word count for text only, exclusive of title, abstract, references, tables, and figure legends.
6. Give serial line numbers from the beginning in the main text.
7. All tables and figure numbers should be found in the text.
8. References listed in a proper format. Check that all references listed in the references section are cited in the text and vice versa.
9. A covering letter stating its scientific significance, the material has not been published previously, and will not be submitted for publication elsewhere, and stating conflicts of interest of all listed authors, if any.
10. Include a title for each table and figure (a brief phrase no longer than 10 to 15 words) and explanatory legend as needed.
11. Have each author read the manuscript and agree with this submission.

3) 원고(Manuscript)

앞에서도 설명했듯이 원고는 표지(Title Page), 본문(Text), 표(Table), 그림(Figure)으로 구성된다. 보통 표는 본문과 한 파일로 작성하고 그림파일은 별도로 준비한다. 원고는 MS Word로 작성하면 무난하다. 별도 글자체 지정이 없으면 Times New Roman체 11-12포인트로 작성하는 것이 표준이다. 그림파일은 학술지에서 지정한 형식으로 만들고, 특별한 지정형식이 없으면 MS Word에서 인식 가능한 형식인 ppt, tif, pdf 등으로 작성해 제출한다. 보통 온라인 투고 시스템에서 원고를 제출하면 시스템에 의해 자동으로 원고가 PDF 파일로 생성되어 심사에 쉽게 활용된다.

9

원고의 전문가심사 Peer Review

투고된 모든 원고는 학술지에 출판하기 전에 전문가심사를 통해 선별·수정하는 과정을 거친다. 학술지에 따라 저자에게 전문가심사자 추천을 주문하기도 한다. 그런 경우 이 논문을 잘 알고 우호적으로 심사할 전문가를 추천하는 것이 필요하다.

1) 의의(Background)

전문가심사는 학술지 운영에 필수적이고 매우 중요한 단계로 논문주제의 전문가가 논문을 학술지에 출판하기 전에 원고 단계에서 검토하는 과정이다. "이 학술지에 출판해도 좋은 논문인가?" 하는 물음에 답을 하기 위해 출판 전에 검토하는 것이다. 즉 학술지 독자들이 흥미롭게 읽을 논문인가? 학술지의 명성에 보탬이 되는가? 학문 발전에 기여하는 내용인가? 윤리적으로 문제가 없도록 작성되었는가? 등의 관점에서 원고를 정독하고 전문가 의견을 제시한다. 학술지는 이 과정을 통해 학술지로서의 학술성과 전문성을 확보한다. 일반 매체와의 차이가 여기에 있다.

편집인은 전문가를 선정해 심사를 위촉한다. 전문가심사자는 해당 주제에 대해 최근까지의 연구성과를 파악하고 있을 것으로 기대되며 논문을 보면 학술적 독창성이 있는지, 고찰이 제대로 되었는지, 관련 문헌 중에서 꼭 필요한 것을 잘 인용하였는지, 결론이 근거가 충분하면서 공감할 수 있는지를 파악할 수 있는 사람이다.

2) 지침(Guideline)

심사의뢰를 받은 전문가는 제목과 초록을 보고 본인의 전문성에 맞는 원고인가 확인하고 심사수락 여부를 결정한다. 전문성에 맞지 않거나 이해관계가 있는 원고 또는 심사하기 어려운 사정이 있는 경우 신속하게 사유와 함께 심사를 하지 못한다는 사실을 편집인에게 통보해야 한다. 대신 일단 심사를 수락하면 가급적 빨리 원고를 검토하고 의견서를 작성한다.

논문으로서 독창성, 완전성, 객관성 등을 중점으로 검토하고 독자가 읽고 이해하기 쉽게 작성하였는지 판단한다. 흥미롭고 학술적 가치가 있는 논문이라면 가급적 독자에게 잘 전달되도록 수정이 필요한 부분의 의견을 첨부해 출판하도록 의견을 낸다. 그렇지 않다면 사유를 분명하게 적시하면서 반려하도록 의견을 낸다. 심사자는 심사를 엄격하게 하는 것이 중요하다. 심사에서 온정주의에 휘둘리지 않아야 한다. 특히 논문의 출판이 적절하지 않다고 판단하는 경우는 판단의 근거가 되는 관련 문헌이나 자료를 제시하면서 거부의견을 분명하게 제시해야 한다.

특히 문헌의 고찰이 충분한지 최근 문헌을 검색하는 성의도 필요하다. 편집인이 심사자에게 기대하는 의견 중에는 이 논문이 혹시 전부 또는 일부 중복출판은 아닌지, 이미 출판된 유사한 논문이 있는지도 포함된다. 관련 전문가가 아니면 이런 문제는 찾아내기 어렵다.

3) 윤리(Ethics)

전문가심사에서 지켜야 하는 윤리적 사안으로는 원고내용의 사적인 이용과 이해관계가 있다. 원고의 내용이 미공개 단계이고 저자의 지적 재산에 해당하므로 이 내용을 먼저 보는 기회를 이용해 개인적으로 활용하는 것을 엄격하게 금하고 있다. 원고를 다른 목적으로 복사하거나 심사자 외의 사람에게 원고를 누출하지 않아야 한다. 드물지만 첨예하게 경쟁하는 분야에서는 심사를 늦추면서 원고내용을 연구진이 함께 보면서 자신의 연구에 참고하는 일이 있을 수도 있다. 해당 원고에 대해 심사자가 이해관계를 가지는 경우가 있을 수 있다. 저자와 특수 관계에 있다든지, 논문의 지원기관과 관련이 있다든지 하는 경우가 이에 해당하며, 그런 사유를 편집인에게 알리고 심사를 하지 않아야 한다.

4) 심사 의견서 작성(Review Comment)

학술지에서 지정한 형식이 있을 경우 이를 사용해 의견서를 작성한다. 대부분 학술지는 웹에서 제공하는 양식이 있어 선택하는 양식에 '무수정 출판(Publish as it is; Publish in the present form)', '일부 수정 후 출판(Minor revision)', '대폭 수정(Major revision)', '출판 불가(Reject)' 중 하나를 정해서 심사의견에 대한 결정사항을 기입한다. 그리고 지정한 공간에 그 결정에 대한 보충의견을 직접 입력하거나 양이 많을 경우 별도로 의견서 파일을 작성해 시스템에 올리도록 하고 있다. 의견서 파일은 MS Word로 작성한다. 논문의 제목이나 고유번호를 적고 총평을 먼저 기술한다. 그 다음에는 세부적인 원고에 대한 의견을 가급적 일련번호를 부여하면서 작성한다.

아래는 한 논문의 전문가심사 의견서의 예이다. 더 나은 논문이 되도록 가급적 자세한 심사의견을 주어 저자가 수정하는데 도움이 되도록 한다.

예)

Article: PARINT-D-11-0000

General Comment: This manuscript is an original article that studied serum IgG reaction to *Opisthorchis* antigens and suggests the serologic response is correlated with clinical severity. In general, IgG should be protective and contribute mild pathology, but the present findings showed severe bile duct disease in cases with high level of IgG in serum. The finding should be discussed for the possibility of severe disease by more infected worms. Serologic response is correlated with EPGs in liver fluke diseases. The patients with high EPGs have more complications and morbidity. This paper may be published when this point is cleared. Also the IgG should be analyzed according to disease grade 0–3.

Overall quality of writing scientific manuscript requires professional language editing. There are several grammatical mistakes in the text.

Specific Comments (some are due to misunderstanding):

Title: Title should be more concise and clear. It is better to delete 'IgA'.
Page 2, line 21, there will be ',' after infection.
Page 2, line 22, write 'In this study' instead of 'Here'.
Page 2, line 22–24, use past tense instead of present tense.
Page 2, line 28–29, is not clear, please mention specifically that the antibody titer of IgG and IgA are higher in *O.viverrini*-positive HBD group than the *O.viverrini* negative HBD group.
Page 2, line 30, what does the rank-specific IgG means? It is not clear.

Page 2, line 31, describe by using sentence instead of writing of CCA 〉 severe HBD 〉 mild HBD 〉 healthy control.

Page 4, there is no similarities in the heading at line 42, 70, 123, 147, 187, 192, 260. Some are small letters and some are capital letters.

Page 4, line 47, what is meant by *O.viverrini* infection induces inducible……?

Page 4, line 55, mention the year of publication and author.

Page 4, line 55–57, please write the sentence with correct grammar.

Page 5, line 62–68, contains methods and materials and as well as results, which should not be written in introduction section.

Page 5, line 72, write only subjects instead of sample subject.

Page 5, section 2.1, please specify clearly the control and case group. You have mentioned healthy volunteers, n = 20; however, in another group (?), which contained n = 197 subjects, n = 34 was classified as normal hepatobiliary tract……. What is the difference between these two normal group?

Page 6, line 84, provide reference for modified formalin ether concentration technique or explain the procedure.

Page 6, line 85–86, explain egg positive and negative subjects with correct grammatical sentence.

Page 6, line 91–93, please describe sentence without

providing (a), (b), (c).

Page 6, line 97–98, for gel filtration chromatography, you used Sephadex G200. Please specify the company name, city and country. Please check the unit of flow rate that you have written 15 min/hr, it should be corrected.

Page 7, line 99–100, please give reference or explain the procedure for the purification of P1, P2, and P3 fractions of *O.viverrini* antigen.

Page 7, line 102, is it Lowry Method or Lowry Protein Assay? Please provide reference for the method/assay.

Page 7, line 106, the title does not represent the meaning that you described below. Please add any verb like detection/quantification/or……before the title.

Page 7, line 108–116, it is very hard to understand the ELISA procedure that has been described. Please specify clearly the amount of coating antigen for P1, P2 and P3, dilution of sample sera and dilution of detection antibody with appropriate grammar.

Page 7, serum IgG level was observed against the crude, P1, P2 and P3 antigens of *O.viverrini*. For serum IgA, why did you observe only crude and P1 antigen? Why not all?

Page 8, delete 'A' in line 118 and 121. Please write 'Absorbance' instead of 'OD' in the text.

Page 8, line 126, please write down 'Absorbance value' instead of 'OD level'. All over the text, please write 'value' instead of 'level' for ELISA absorbance.

Page 8, line 133, please explain elaborately rather than writing shorter form CCA〉 severe HBD〉…….

Page 9, line 136–140, the cross reactivity of OV crude/ purified antigen that you have described for other helminths sera is not clear. Please describe more clearly. In line 136–137, you can describe like this 'The crude antigen of *O.viverrini* cross reacted with the sera of echinostome, hookworm……infected cases'.

Page 9, line 141–142, title 3.3 is not clear. What does multiple linear regression analysis represent to correlate the HBD status with specific IgG against OV?

Page 10, line 156–157, is not clear. I think you wanted to explain that the purified OV antigen did not cross reacted with the sera of other helminths infection. If so, please explain clearly.

Page 11, line 173, write 'improves serodiagnosis of opisthorchiasis' rather than 'improves of serodiagnosis'.

Page 11, line 183–185, In conclusion, the use of purified OV antigen for the serodiagnosis of OV infection has been mentioned. Please specify your objectives of the study in introduction part and write your specific findings according to your objective in conclusion part.

Page 16, Fig. 2, please also describe the terms that you used in the figures- IgG-Cr, IgG-P1, IgG-P2, IgG-P3, IgA-Cr,

IgA-P1. Please also mention what does A, B, C, D, E and F in Fig. 2 stand for.

Page 16, line 275, what does 'serum patient' mean?

Page 16, Fig. 3, please also describe the terms that you used in the figures- IgG-Cr, IgG-P1, IgG-P2, IgG-P3, IgA-Cr, IgA-P1. Please also mention what does A, B, C, D, E and F in Fig. 3 stand for.

Figure 1: please mark the Y-axis, there is no unit.

Figure 2: in Y-axis, it is better to write 'Absorbance' instead of 'OD'. In Y-axis, it is better to write only 'Absorbance (490 nm)' instead of writing of IgG/IgA levels (OD at 490 nm), because in the Y-axis, the value of absorbances represent the level of IgG/IgA.

Figure 3: Please also mark the Y-axis as mentioned for Figure 2. In each graph of Figure 2, please include the antibody response of *O.viverrini* positive cases as positive control and antibody response of *O.viverrini* negative cases as negative control. This is important to determine the cut off value.

5) 점검표(Checklist)

엘스비어(Elsevier) 학술지에서 운영하는 점검표의 예이다. 학술지별로 이러한 표를 규정하고 있으면 이를 활용해 회신한다. 이러한 별도 양식이 없는 학술지는 이 내용에 준해 심사하면 수월할 것이다.

예)

- The language of this article needs:

  X no correction /_ correction/_ rewriting [place an X in the appropriate space.]

- Priority rating low _ 1 _ 2 _ 3 X 4 _ 5 high
- Please answer Yes or No to the below questions:

  Does the Summary cover the contents of the paper adequately?

  Is the nomenclature correct?

  Are all figures and tables necessary? (Please be specific.)

  Are the figures clear?

  Are the captions of the figures appropriate?

  Are the tables well-constructed?

  Is the length of the paper commensurate with its content?

  Are the legends appropriate?

  Is colour necessary? (if relevant)

  Are accession numbers provided for sequences?

  If necessary, would you be willing to review this paper again?

10

의학 학술지의 문헌검색과 원문 확보 Literature Search

연구자는 통상 연구를 기획하는 단계에서 문헌을 검색하고 읽어본다. 이는 필수적인 과정이지만, 그 후 연구를 수행하고 다시 논문을 작성하는 동안 통상적으로 상당한 시일이 지나간다. 그 동안 새로운 논문이 여러 편 출판되어 있기 쉽다. 따라서 연구자는 연구수행과 논문작성 기간 중에도 부단히 관련된 논문을 검색해 연구와 논문에 반영하는 노력을 해야 한다. 문헌 검색은 과거와 달리 도서관이 아니라 연구자의 책상에서 이루어진다. 즉, 웹을 통한 온라인 저널이나 아카이브에 들어가 필요한 내용을 찾아볼 수 있다.

문헌을 검색하려면 우선 검색할 주제를 분명하게 해야 한다. 즉, 검색할 주제어(Key Words)를 정한 다음 데이터베이스(Data Base, DB)를 정한다. 어느 데이터베이스를 선택하는가에 따라 검색되는 문헌이 달라질 것이다. 국내 또는 국외, 의학 또는 과학 전체, 검색 언어 등에 따라서 선택이 다양하다.

1) 데이터베이스의 종류

보통 의학에서는 PubMed, Google Scholar, Web of Science, SCOPUS 등이 세계적인 웹 데이터베이스(Web DB)로 필요한 정보를 제공한다. 국내 의학 학술지는 KoreaMed를 통해 초록정보를, Synapse를 통해 전문을 받아볼 수 있다. 그 외에도 여러 시스템이 있으나 대체로 위에 열거한 웹 데이터베이스를 검색하면 웬만한 중요 문헌을 찾을 수 있다. 그 특성에 따라서 중점적으로 활용하면 된다. 이들 시스템의 특성은 학술지명, 색인단어, 저자명 등을 이용해 필요한 논문을 찾아볼 수 있다는 것이다. 데이터베이스를 특성에 따라 구분할 수 있는데, 초록 데이터베이스(Abstract DB), 인용색인 데이터베이스(Citation DB), 전문 데이터베이스(Full Text DB)로 구분한다.

2) 초록 데이터베이스: PubMed와 KoreaMed

초록 데이터베이스는 PubMed와 국내 KoreaMed가 대표적이다. 주제어나 저자명으로 검색이 가능하며 논문의 제목, 저자명, 소속, 초록, 서지사항을 제공한다. 보통 일차적으로 검색하는 데 유용하다. PubMed(www.ncbi.nlm.nih.gov)는 미국국립보건원(NIH)에서 운영하는 국립의학도서관(National Library of Medicine, NLM)이 주관하는 공적인 시스템이다. Medline에 포함된 학술지를 주축으로 PubMed Central(PMC)에 포함되는 것까지 약 5,500종의 의학, 치의학, 간호학, 수의학, 보건학, 영양학 분야 학술지를 엄선해 초록을 제공하는 의학 분야의 대표적인 데이터베이스이다. 이 데이터베이스는 의학주제표목(MeSH)을 중심으로 구축해 검색의 효율을 크게 향상시키는 장점을 가진다. 최근에 주제어를 공유하는 다른 문헌의 정보도 제공하고 이들 문헌을 마우스로 선택해 이동하는 것이 가능하다. KoreaMed(www.koreamed.org)는 대한의학학술지편집인협의회(의편협, KAMJE)가 평가를 통해 선정한 국내 학술지 206종(2014년 5월 현재)을 대상으로 20만 건 이상의 초록을 PubMed와 동일한 시스템으로 구축해 제공한다. 즉 논문제목, 저자, 소속, 초록, 핵심단어, 서지사항을 제공한다.

3) 인용색인 데이터베이스: SCI(Science Citation Index, Web of Science)와 KOMCI

이 시스템의 대표가 우리가 흔히 SCI(apps.webofknowledge.com)라고 부르는 데이터베이스로 이는 미국 톰슨로이터사가 상업적으로 구축해 운영한다. 이 데이터베이스는 서지정보, 초록정보와 함께 참고문헌 정보를 제공한다. 따라서 문헌 간 인용을 분석하는 것이 가능하다. 이 인용을 토대로 하여 학술지의 인용지수 또는 영향력지수로 부르는 임팩트 팩터(Impact Factor)가 계산된다. 이 시스템에서도 주제어, 저자명, 학술지명 등으로 검색이 가능하다. 참고문헌 정보가 제공되며 이를 통해서 관련된 다른 문헌을 찾을 수도 있다. 국내 KoreaMed 등재 학술지를 중심으로 인용을 분석할 수 있는 시스템이 KOMCI(www.komci.org)이다. 이는 대한의학학술지편집인협의회에서 구축해 운영하고 있으며 국내 의학 학술지 논문 간 인용정보를 제공한다. KOMCI 웹과 KOMCI Journal 웹에서 관련 정보를 제공한다.

4) 전문 데이터베이스: PMC(NLM), Synapse(의편협), ScienceDirect(Elsevier), SpringerLink(Springer), InterScience(Wiley)

미국 NLM에서 운영하는 PMC(www.ncbi.nlm.nih.gov/pmc)는 논문 전문을 전 세계 독자에게 무료로 제공하기 위해 국가예산으로 구축한 전자문서보관소(Digital Archive)이다. 논문 단위로도 올리고 학술지 단위로도 올릴 수 있다. 논문 전체를 다 제공하는 학술지가 1,486종(2014년 5월 현재)이고 일부를 제공하는 학술지는 2,562개에 달한다. 국내에서 의편협이 주관해 운영하는 Synapse는 KoreaMed에 등재된 학술지 206개 중에서 148개(2014년 5월 7일 현재)가 전문을 제공하는 논문고유번호연결소(DOI landing platform)이다. 무료로 전 세계 독자들에게 학술지 논문 전부를 공개한다. 그 외 국제적인 대형 출판사에서 발행하는 학술지를 모아 상업적으로 전문을 제공하는 전자문서보관소로 ScienceDirect(Elsevier), SpringerLink(Springer), InterScience(Wiley) 등이 있다.

최근에는 대부분 학술지가 자체 홈페이지를 구축하고 논문 전문을 제공하고 있어 이를 활용할 수 있다. 또 위에 열거한 세계적인 웹 데이터베이스에서 초록을 검색하다가 링크를 타고 해당 학술지 홈페이지로 이동해 전문을 볼 수 있다. 이러한 웹 체계를 잘 알고 이용하면 연구자가 필요로 하는 문헌을 찾기 쉽다. 학술지에 따라 전문을 유료로 제공하는 경우가 있다. 이런 때는 그 학술지 온라인판을 구독하는 대학 도서관에서 그 기관 소속 네트워크를 이용해 검색하면 무료로 전문을 받을 수 있다.

11

출판윤리 Publication Ethics

연구와 관련된 일련의 과정에서 윤리를 지키는 것은 매우 중요하다. 사소한 윤리 위반으로 연구 전체가 물거품처럼 훼손되거나 연구자가 학계의 신뢰를 잃어 다시 연구를 수행하기 어려워질 수 있기 때문이다.

출판윤리는 연구의 마지막 단계인 논문의 출판과정에서 일어나는 윤리적인 사항으로 저자, 편집인, 전문가심사자 등 논문의 작성, 편집, 심사에 관여하는 사람들에게 해당한다. 그렇지만 상대적으로 저자가 지켜야 할 윤리적인 문제가 훨씬 많다.

1) 연구부정(Scientific Fraud)

연구나 출판과 관련한 연구부정의 유형은 날조(fabrication), 변조(falsification), 표절(plagiarism)이다. 흔히 3대 중범죄(high crime)로 말하기도 한다. 원래 연구결과로 얻은 내용이 아니지만 논문작성에 꼭 필요해 없는 자료를 만들어 넣는 것을 날조(또는 위조)라고

한다. 결과를 얻기는 했는데 기대와 달라 이를 그대로 논문으로 작성하기 어려워서 임의로 수정하거나 곤란한 자료를 없애고 유리한 자료만 골라 논문을 작성하는 행위를 변조라고 한다. 이는 학술적 결론을 명백하게 잘못 유도하는 행위이다.

표절은 중대한 표절과 가벼운 표절로 구분할 수 있다. 중대한 표절은 다른 사람의 연구결과를 자신의 연구성과물로 포장해 임의로 가져다 사용하는 것을 말한다. 흔히 도표나 사진, 대조군 자료 등을 사전 동의나 출처 인용 없이 사용하는 경우는 중대한 표절로 연구부정에 해당한다. 가벼운 표절은 논문의 결론에 영향을 미치지 않는 부분의 서론, 재료 및 방법 등의 기술에서 일부 문장을 가져다 사용하는 것을 말한다. 엄밀하게 말하면 단순한 문장 하나도 인용 없이 가져다 쓰면 표절이다. 특히 저자들이 이미 출판된 자기 논문의 문장을 그대로 재사용하는 경우가 흔하다. 중대한 연구부정은 아니지만 이러한 행위도 바람직하지 않고 지적받을 대상이다. 같은 방법론을 기술하더라도 문장을 새로 작성하는 것이 좋으며 완전히 동일한 경우는 문헌 인용으로 정리하고 자세한 기술을 생략하는 것이 좋다.

2) 중복출판(Redundant Publication)

의학 분야에서 중복출판(redundant publication) 또는 이중게재(duplicate publication)는 흔한 출판윤리 위반 유형이다. 이에 대해 「권고안」에 기술된 원문을 그대로 인용하면 "Duplicate publication is publication of a paper that 'overlaps substantially' with one already published without clear, visible reference to the previous publication."이다. 즉 "상당한 중복(overlaps substantially)"이 있는 경우 이를 중복출판으로 간주한다고 명시하고 있는데, "상당한 중복"이 어느 정도인가에 따라 관계자 간 의견이 다르고 갈등이 생길 수 있다.

경우에 따라 일부 재료나 자료의 중복은 허용될 수도 있다. 그러한 일부 중복의 사실을 편집인에게 투고하면서 고지하고 원고에 중복되는 내용의 범위를 명기하며 출처를 제시하면 출판이 허용되고 나중에 중복출판에 대한 지적을 벗어날 수 있다.

2004년도 KoreaMed 등재 학술지에 발표된 국내 의학논문 9,000여 편을 대상으로 표본조사한 결과, 5.9%가 중복출판으로 파악되었다. 이 유형을 더 세분화하면 단순복사(copy publication)가 65.5%, 분할출판(논문쪼개기, salami slicing) 13.8%, 중첩출판(논문포개기, imalas aggregation) 20.7%이었다. 조사에서 실제 논문을 놓고 판단할 때 분명한 것도 있으나 매우 애매해 판정이 어려운 사례도 있다. 이 자료는 분명한 것만 간추린 것이다. 단순복사는 원논문을 그대로 전재해 재출판한 경우이다. 분할출판이란 한 연구로 확보해 하나의 논문으로 출판하는 것이 바람직한 자료를 둘 이상 논문으로 의도적으로 쪼개어 출판하는 것을 말한다. 중첩출판이란 그 반대의 출판이다. 즉, 이미 출판된 논문의 내용에 자료를 추가해 새로운 논문으로 다시 출판하는 것을 말한다. 이러한 경우 모두 다 금지되는 것은 아니고 원래 논문을 인용하고 서론이나 고찰에서 그 논문이 있음에도 불구하고 자료의 추가로 새로운 학술적인 지견을 주장할 수 있으면, 그 당위성을 인정받을 수 있다. 임상연구에서 기발표 논문에 포함된 환자의 임상 소견을 사용하는 경우 중첩출판으로 인정되기 쉽다. 이미 출판된 논문에 포함된 환자를 일부라도 연구재료에 포함하는 경우는 이를 서론과 재료 및 방법에 명기하고 투고문을 통해서도 편집인에게 미리 알려야 한다.

국내에서 비교적 흔하게 중복출판을 볼 수 있었는데 과거 논문이 모자랄 때 관행이었기 때문이다. 즉, 좋은 논문을 외국으로 내보내고 국내 학술지는 원고기근으로 시간을 맞추어 출판하지 못하던 시절에 이러한 중복출판을 학회 차원에서 장려하였다. 당시 국제적인 학술지는 PubMed 등으로 검색·인용되지만 국내 학술지는 별로 소개되지 않았던 상황이라 중복출판이 있어도 알기 어려웠다. 그러나 KoreaMed가 운영되어 국내 학술지 정보를 전 세계에 널리 알리면서 중복출판 문제가 주요 출판윤리 이슈로 부각되었다. 국내에서는 임상 분야, 그 외 논문이 많은 기관과 분야에서 다수의 사례가 발견되었다. 대개 국내와 국외 학술지 간 중복이지만 일부 같은 언어로 중복한 경우도 있다. 대체로 나중 논문을 더 잘 쓰는 경향이 있다. 대다수 논문에서 저자가 많이 달라져 있어 이 또한 문제가 된다. 동일한 논문을 재출판한다면 저자도 동일한 것이 당연하다. 저자가 달라지면 자칫 표절시비에 휘말릴 수 있다. 동일한 방법으로 2005년부터 2009년까지 5년간 발표된 논문의 중복출판율을 조사한 결과 2006년도에 최고인 7.2%이었으나 점차 감소해 2007년 4.5%, 2008년 2.8%, 2009년 1.2%로 되었다(Kim et al., 2014).

중복출판은 같은 논문을 출판한 두 학술지가 저작권을 두고 다투게 한다. 특히 선취권을 가진 학술지가 국내 학술지이고 중복출판한 학술지가 저명한 학술지라면 선취권이 그대로 사라지게 될 우려가 있다. 독자들은 저명한 학술지를 인용하고 선취권 있는 국내 학술지를 무시하게 될 가능성이 높아 원전을 제공하는 학술지로서의 기능이 많이 훼손된다.

3) 이차출판(Secondary Publication)

이차출판은 허용되는 중복출판을 말한다. 즉, 이미 출판된 논문이지만 필요하면 절차를 취하고 필요한 조건을 충족해 다시 출판할 수 있다. 「권고안」에서 규정한 조건은 다음과 같다. ① 일차 학술지 편집인이 이차출판을 동의하고 이차 학술지 편집인이 일차 학술지에 출판된 논문을 보고 알도록 해야 한다. ② 이차 학술지는 출판 간격을 충분히 두어 일차 학술지의 저작권을 존중한다. ③ 두 학술지의 독자층이 다르고 이차출판 논문은 가급적 축약한다. ④ 이차 학술지 논문은 내용이 동일해야 한다. ⑤ 이차 학술지에 이차출판이라는 사실과 일차 학술지의 서지사항을 명기한다.

이러한 절차나 요건을 무시하고 언어가 다르다는 이유로 저자가 스스로 이차출판이라고 우겨서는 인정되지 않는다. 즉, 필요하면 양쪽 편집인과 협의해 동의를 얻어 재출판해야 한다.

4) 저자됨(Authorship)

「권고안」은 저자의 자격을 엄격하게 제한하고 있다. 즉 연구를 수행해 자료를 직접 생산한 사람, 논문을 작성하거나 수정하는 데 참여한 사람, 그리고 논문 원고의 최종본을 읽고 원고내용과 투고에 대해 동의한 사람이 저자의 자격을 가지고 있다고 정의한다.

학술지에 발표되는 한 논문의 저자는 논문의 내용에 대해 독자들에게 책임을 가진다. 즉, 별도로 설명하지 않더라도 전문가 사이에서는 연구부정이나 출판윤리에 저촉됨 없이 성실하게 연구를 수행하고 그 내용을 바탕으로 열심히 논문을 작성하였다는 믿음을 전제로 논문을 대한다. 그래서 저자는 모두 연대해 공동으로 내용 전체에 책임을 져야 한다.

통상 제1저자(first author, senior author)는 논문 초고를 직접 작성한 사람이 맡는다. 연구를 직접 수행하고 이 논문의 내용을 가장 잘 아는 사람이다. 책임저자(corresponding author)는 연구과정 전체에 대해 책임을 지고 주로 연구주제를 결정한 사람이다. 출판과 관련된 편집인과의 모든 연락(투고, 수정, 교정, 저자부담금 납부 등)을 담당하고 그 논문에 대해 독자와도 교류한다. 즉 여러 저자의 대표이며, 최근 의학 학술지의 추세는 책임저자의 이름이 공저자의 마지막에 위치한다. 논문에 따라 제1, 2, 또는 다른 가운데에 있는 저자가 책임저자를 맡을 수 있다. 다른 공저자의 순서는 대체로 기여한 순으로 나열하지만, 「권고안」은 출판되는 저자와 순서를 모든 저자들이 상의해 합의하도록 권장한다.

실제로 저자됨 위반(authorship abuse)이 발생하기도 한다. 명예저자(공짜저자, gift author, honorary author)는 전혀 연구나 논문작성에 기여함이 없이 공저자로 무임승차하는 경우를 말한다. 공동연구를 특징으로 하는 의학 분야에서 아주 흔한 유형으로, 윗사람을 모시거나 영향력이 큰 사람을 정치적인 목적으로 공저자로 영입하는 행위도 실제로 발생한다. 유령저자(ghost author)는 연구에 실제로 열심히 참여해 저자로 의당 참여할 사람이 저자에서 배제되는 경우를 말한다. 명예저자가 저자됨에서 부당한 참여라면 유령저자는 부당한 배제에 해당한다. 유령저자 유형은 실제로 많이 발생하지는 않지만 그 여파가 훨씬 심각할 수 있어 이러한 일이 생기지 않도록 주의해야 한다. 국내에서 유령저자 사건으로 인해 연구책임자가 형사처벌을 받은 사례가 있다. 그 외 잘 아는 연구자끼리 서로 저자됨을 교환하는 교환저자(swap author), 유명한 사람을 일방적으로 끼워넣는 도용저자(theft author) 등 다양한 유형의 저자됨 위반 유형이 있다.

5) 기여자됨(Contributorship)

「권고안」은 논문작성이나 연구수행에 도움을 많이 주었지만 저자의 자격을 갖기 어려운 사람을 기여자(contributor)로 구분한다. 이러한 구분은 단순히 도움을 준 사람이 모두 저자로 참여하는 것을 방지하기 위한 목적도 있지만, 도움을 준 사람과 내용을 독자들에게 전달해 연구내용에 대한 신뢰를 올리는 목적도 있다. 대부분 학술지가 기여자의 이름과 도움받은 내용을 본문의 끝부분 감사문(acknowledgement)에 기술하도록 하고 있다.

6) 중복투고(Multiple Submission)

저자의 입장에서는 한 논문을 동시에 여러 학술지에 투고해 먼저 채택되거나 평이 더 좋은 학술지에 출판하고 싶을 것이다. 그러나 「권고안」은 중복투고를 출판윤리 위반 행위로 간주하고 공중보건에 긴급을 요하는 내용에만 국한해 허용한다. 모든 학술지 편집인은 접수한 원고가 그 학술지에만 투고되었고 이전에 이미 출판되지 않았으며 이후에도 동일한 내용이 다른 학술지에 발표되지 않을 것이라는 믿음을 갖고 원고를 처리할 수 있어야 한다는 취지이다. 어느 편집인도 동일한 원고를 다른 학술지에서 받아서 출판을 위한 절차가 동시에 진행되고 있기를 바라지 않을 것이다. 이는 저자와 편집인의 신뢰에 관한 문제이다. 「권고안」은 투고문에 이 사항을 기록하도록 명시하고 있다.

7) 이해관계(Conflict of Interest)

이해관계란 비단 연구자 또는 저자뿐 아니라 편집인, 전문가심사자, 발행인 등 출판과 관련된 모든 사람이 해당할 수 있다. 그러나 이 중에서 연구자의 이해관계가 가장 핵심이며, 특히 발표하고자 하는 논문에 이해관계에 해당하는 사항이 있을 경우 이를 알릴 의무가 있다. 이해관계는 금전적 지원을 비롯해, 연구자나 가족의 고용, 혈연 또는 학연 등의 연구결과나 논문작성에 영향을 미칠 수 있는 모든 관계를 포함한다. 저자를 위시해 출판과 관련된 사람의 개인적인 이익에 영향을 받아 학문적인 진실성이 훼손되는 것을 막기 위한 최소한의 장치가 '이해관계의 고지(declaration of conflict of interest)'이다. 실제 상업 기관의 연구비를 지원받아 수행한 연구논문인 경우, 연구비 지원 외에 연구수행이나 논문작성이 연구비를 지원한 기관이나 사람의 영향을 받지 않고 독자적으로 객관적으로 진행되었음을 편집인이나 전문가심사자가 인정할 수 있어야 한다. 그러므로 이해관계가 있는 것 자체가 아니라 이를 고지하지 않고 감추는 것이 문제가 될 수 있다.

8) 윤리위반 논문의 후속조치

출판 전에 출판윤리를 위반한 원고임이 확인되면 원고를 반려하고 출판하지 않으면 된다. 문제는 출판된 이후에 확인되는 경우이다. 이미 인쇄해 전 세계에 배포한 책을 모두 회수하고 수정한 책을 새로 찍어 배부하는 것은 불가능하다. 그러나 최근 온라인 웹을 통해 디지털 파일로 학술지 논문을 제공하게 되면서, 연구 또는 출판윤리 문제가 발생해 기발표된 논문에 대한 조치가 필요한 경우, 그 내용을 학술지 다음 호(인쇄본과 온라인본 모두)에 기사화해 독자에게 알리고 해당 논문 온라인 파일에 그 사실을 기입하는 방식으로 처리한다.

연구윤리나 출판윤리 위반 사항은 기본적으로 학술지와 연구자 사이의 윤리문제이며, 이에 대해 필요한 조치를 학술지가 주도해야 한다. 위반한 내용에 따라서 출판논문 취소(Retraction), 정정(erratum or correction), 유감문(notice of concern), 경고(warning) 등의 하나를 취할 수 있다. 위반한 사안이 심각한 경우 이러한 조치에 더해 편집인이 위반자의 소속 기관에 통지한다. 위반한 내용과 정도에 따라 편집인이 중지를 모아 결정하고 집행한다.

12

요약 Summary

의학연구의 결과는 전 인류에 공통으로 적용되는 보편적 지식이다. 전 세계 학술지와 논문은 국경 없는 무한 경쟁을 벌인다. 연구자는 이 경쟁에서 살아남아 좋은 논문을 발표해야 학문을 계속할 수 있다. 논문은 저자의 연구결과를 토대로 학술적인 주장과 하나의 이야기를 공개하고, 독자들로 하여금 이에 동의해 이 논문을 인용하도록 하는 것이 목적이다. 그런 목적을 가장 잘 달성하는 방법은 세계적인 학술지에 영어로 논문을 발표하는 것이다. 영어로 논문을 쓰는 일이 우리에게는 결코 쉬운 일이 아니다. 그렇더라도 그 요령을 알고 반복해 노력하면 더 좋은 논문을 쓸 수 있다. 좋은 논문이란 전달하고자 하는 내용이 좋아야 함은 물론이지만 그에 더해 독자가 읽기 편하고 이해하기 쉽게 작성한 것을 말한다.

연구결과를 바탕으로 영어논문을 쓰려면 우선 논문을 먼저 기획한다. 공저자들이 함께 투고할 학술지를 정하고 논문에 담을 내용의 범위, 결론, 그림과 표, 저자와 순서, 참고문헌을 정한다. 당연한 말이지만 결론에 학술성과 독창성이 있어야 한다. 그 다음 대상 학술지의 투고양식을 확인하고 이에 맞추어 원고를 작성하기 시작한다. 내용이나 주제어를 논문 전체에서 일정한 순서로 일관성 있게 유지한다. 초고 기획이 끝나면 초고를 신속하게 작성한 다음 충분한 시간을 두고 반복해 수정한다. 여러 번 수정한 논문은 표절시비에 휘말리지 않는다. 논문을 숙성해 맛나게 다듬는 단계인 셈이다. 우리가 영문을 작성하다 보면 길어지기 십상이다. 일단 길게 완성한 다음 숙성하는 동안 간결하게 다듬는 것이 요령이다. 화려한 문학작품이 아니라 학술적인 주장을 하는 것이므로 단순하지만 분명하게, 그리고 자신 있게 문장을 만든다. 군더더기 단어나 문장을 모두 제거한다. 특히 자신 없이 사용하는 막연한 추론, 불분명하지만 가능성이 있는 의미를 가지는 조동사나 부사는 과감하게 제거한다.

논문 전체에서 가장 중요한 핵심 두 가지가 있다. 하나는 제목이고 다른 하나가 결론이다. 모든 연구자가 문헌을 검색할 때 먼저 제목을 만난다. 제목이 전달하고자 하는 내용을 가장 잘 표현하면서 매력 있어야 독자의 눈길을 끌 수 있다. 결론은 화룡점정이다. 연구결과에 근거를 두고 분명한 학술적 결론을 주장해야 원저로서 가치를 가지고 어떠한 이야기를 독자에게 전달한다.

그 다음 중요한 것이 초록이다. 제목에 이끌려온 독자가 이 논문에 더 관심을 가지면 초록을 보게 된다. 초록은 제목과 함께 검색엔진을 타고 전 세계로 떠돌아다니면서 국경 없이 독자에게 전달되므로 초록을 잘 만들어야 논문이 생명력을 가질 수 있다.

초록은 제한된 글자 수 안에 목적, 방법, 결과, 결론을 소개해야 하므로 특히 함축성 있고 이해하기 쉽게 작성해야 한다.

논문 전체가 도입, 전개, 정리의 순으로 이어지고, 특히 서론과 고찰은 그 안에서 주제를 도입하고 전개한 다음 정리하는 흐름으로 작성한다. 즉 첫 문단이 주제도입문단(topic paragraph)이고 중간이 전개문단, 마지막 문단이 정리문단(conclusion paragraph)이 되도록 작성한다. 하나의 문단은 첫 문장이 도입문장(topic sentence), 중간이 전개문장, 그리고 끝 문장이 정리문장(conclusion sentence)이 되도록 만든다. 이러한 개념을 갖고 논문을 작성하면 독자에게 입체감을 주어 내용과 논리가 잘 전달되고 이해가 쉬워질 것이다.

또 하나 독자 친화적으로 작성하는 요령이 이음단어(connecting words)를 활용하는 것이다. 한 문단 안에서는 하나의 주제를 다루게 되므로 앞과 뒤 문장이 이음단어로 이어지도록 문장을 다듬는 것이 필요하다. 즉, 앞 문장 단어 중 하나를 바로 뒤 문장에서 이어서 사용하는 것이다. 그러면 독자가 이 단어를 디딤돌 삼아 논리를 이어가고 문단의 정리문장에 도달해 그 결론에 동의하게 된다.

의학 원저논문의 구조는 전 세계적으로 통일되어 있다. 하나의 논문은 제목, 초록에 이어 본문, 감사문, 참고문헌으로 구성된다. 이를 준비하는 원고는 표지(제목, 저자, 소속기관, 책임저자 주소), 본문, 표와 그림원고로 구분된다. 본문에는 초록과 서론, 재료 및 방법, 결과, 고찰의 소위 IMRAD(Introduction, Materials and

Methods, Results, and Discussion)를 작성한다. 감사할 내용이나 특기사항이 있으면 고찰의 끝에 별도로 기술하고 참고문헌을 작성한다. 그 뒤에 표를 작성하고 그림원고 목록을 작성한다. 그림원고는 별도 파일로 작성한다.

논문을 쓰는 일은 고난도의 정신노동임에 틀림없다. 그렇지만 보람 있는 일이기도 하다. 연구 디자인부터 연구수행, 결과정리, 논문작성, 출간에 이르는 일련의 과정을 통해 학문활동이 완성된다. 논문을 통해 학술적 주장을 널리 알리고 학문 분야 전문가로 인정받게 된다. 그러한 성취는 논문을 쓰는 일을 어려움에서 즐거움으로 변하게 한다. 출판된 논문이 인용되는 기쁨을 느끼게 되면서 진정한 전문가가 될 것이다. 어느 날 저명한 학술지의 편집인으로부터 이메일이 날아와 투고된 원고의 전문가심사를 요청받게 되면 그 분야 전문가로서 공인을 받게 되는 것이다.

13

참고문헌 References

Am Med Assoc. AMA Manual of Style. A Guide for Authors and Editors. 10th Ed. Edited by Iverson C, Christiansen S, Flanagin A, et al. 2007. New York, Oxford University Press.

Binns C, Lee MK, Low WY. Writing and Publishing a Public Health Research Paper. 2009. Kuala Lumpur, University of Malaya Press.

Case Report Writing Template for Authors. Global Adv Health Med 2012; 2(5): 1-2.

Choi M, Na SY, Cho S, Lee JH. Low level light could work on skin inflammatory disease: a case report on refractory acrodermatitis continua. J Korean Med Sci 2011; 26(3): 454–456.

Graf J. Handbook of Biomedical Research Writing. 2008. Seoul, Hanyang University.

Hall GM. How to Write a Paper. 3rd Ed. 2003. London, BMJ Publishing Group.

J Korean Med Sci. Information for Contributors. IX. Author's Manuscript Checklist. http://jkms.org [accessed on 7 May 2014].

Kim SJ, Lee J, Nam CM, Lee SY. Impact of obesity on metabolic syndrome among adolescents as compared with adults in Korea. Yonsei Med J 2011;

52(5): 746–752.

Kim SY, Hahm CK, Bae CW, Cho HM. Duplicate publication in Korean medical journals indexed in KoreaMed. J Korean Med Sci 2008; 23(1): 131–133.

Lee JH, Yang DH, Park HS, Cho Y, Jun JE, Park WH, Chun BY, Shin JY, Shin DH, Lee KS, Kim KS, Kim KB, Kim YJ, Chae SC, Hypertension-Diabetes Daegu Initiative Study Investigators. Incidence of hypertension in Korea: 5-year follow-up study. J Korean Med Sci 2011; 26(10): 1286–1292.

Paiva CE, Lima JPSN, Paiva BSR. Articles with short titles describing the results are cited more often. Clinics 2012; 67(5): 509-513.

Pinto N. Common errors to look out for in medical papers. Eur Sci Editing 2013; 39(3): 68-69.

Schimel J. Writing Science. 2012. New York, Oxford University Press.

Shen C, Choi MH, Bae YM, Yu G, Wang S, Hong ST. A case of anaphylactic reaction to praziquantel treatment. Am J Trop Med Hyg 2007; 76(3): 603–605.

Zeiger M. Essentials of Writing Biomedical Research Papers. 2000. New York, McGraw-Hill Inc.

대한의학학술지편집인협의회. 의학논문 출판윤리 가이드라인. 함창곡 편집, 2008. 서울. http://kamje.or.kr에서 원문 제공.

대한의학학술지편집인협의회. Recommendations for the Conduct, Reporting, Editing, and Publication of Scholarly Work in Medical Journals. http://kamje.or.kr에서 번역본 원문 제공. 2014년 5월 7일 조회.

민양기. 영문의학논문 작성 매뉴얼. 2008. 서울, E*PUBLIC.

민양기. 의학연구자를 위한 영작문 사전. 2011. 서울, E*PUBLIC.

배종우, 김수영, 허선, 함창곡. Sample Cases of Duplicate Publication. 2011. 춘천, XMLARCHIVE. http://kamje.or.kr에서 원문 제공.

이춘실. 의학논문 데이터베이스 검색 및 활용의 실제. 대한의사협회지 2010; 53(8): 668–684.

황진복, 배종우. 의료인을 위한 실용적 글쓰기. 2010. 서울, 신흥메드싸이언스.

부록 1

용어설명

- **가인쇄**(proof): 조판된 원고를 저자가 교정할 수 있도록 임시로 인쇄하는 것으로 교정쇄라고도 부른다.
- **개방학술지**(open access journal): 출판하는 논문의 전문을 온라인으로 제공해 독자가 무료로 이를 활용하게 하는 학술지로 통상 학술지 출판비용을 저자가 부담한다.
- **게재료**(publication fee): 저자가 논문을 출판하는 데 부담하는 비용으로 학술지에 따라 다양하다.
- **공저자**(coauthor): 복수 저자 중 제1저자와 책임저자를 제외한 저자를 뜻한다.
- **교정**(proofread): 인쇄 전 최종 단계로 저자가 원고의 내용을 확인하는 과정이다. 이후에는 논문을 수정하는 것이 불가능하다.
- **권고안**: 국제의학학술지편집인협의회에서 의학 학술지의 편집과 논문작성에 대해 2013년도에 제안한 가이드라인이다.
- **기여자**(contributor): 논문작성이나 연구에 도움을 주었으나 저자로는 참여하지 않는 사람으로 통상 논문에서 감사문(acknowledgement)에 명단과 기여 내용을 기록한다.
- **독자**(reader, audience): 학술지에 발표되는 논문을 읽고 이를 인용하는 사람으로 무료학술지는 비용 없이 사용하지만 상업학술지를 이용하면 논문 사용비용을 지불하여 학술지 발행비를 부담한다.
- **독자투고**(correspondence, letter to editor): 학술지에 발표된 논문에 대한 학술적 견해나 질문을 간단하게 편집인에게 묻는 형식으로 기술하는 짧은 문서로 통상 저자 답변서와 함께 발표한다.
- **독창성**(originality, creativity): 여태껏 알려지지 않은 학술적인 새로운 지견을 만드는 능력 또는 권리를 말한다.
- **발행인**(publisher): 학술지의 발행비용을 대고 편집인을 선임해 학술지를 발행할 수 있도록 책임을 지는 사람이며, 대부분 국제 학

술지는 대형 출판사가, 국내 학술지는 학회 회장이나 이사장이 발행인이 된다.

- **별책**(reprint): 학술지 본책 외에 특정 논문만 따로 제본해 만드는 인쇄본 논문이다.
- **사전검토**(preview): 투고된 원고를 전문가심사 이전에 편집진이 검토하는 행위로, 이 사전검토로 원고를 반려할 수도 있다. 사전검토에서는 학문영역에 합당한지, 논문으로 기본이 충족되는지 주로 확인한다.
- **연구단보**(brief communication, research note): 형식을 갖추지 않고 짧게 쓰는 간단한 원저논문으로 초록과 본문, 참고문헌으로 구성된다.
- **영문교열**(English language editing): 논문의 내용이 아니라 영문표현을 수정하는 것으로 통상 원어민의 도움을 받아 시행한다.
- **원고**(manuscript): 저자가 학술지에 처음 제출하는 단계의 논문을 의미한다. 접수된 원고가 절차를 거쳐 정식 출판되면 이를 논문이라고 부른다.
- **원고편집인**(manuscript editor): 편집인을 도와 원고의 오류를 수정하고 학술지의 양식에 맞게 출판을 할 수 있도록 편집하는 전문인력이다.
- **원저논문**(original article): 학술지를 통해 공개하는 학술논문의 기본 유형이다. 독창성과 원저성이 있는 학술 지견을 연구결과를 토대로 주장하는 문서로 학술활동을 하는 주요 도구이다. 이 논문이 학술지의 근간이며, 한 원저논문은 전 세계에 단 하나만 존재하는 것이 정상이다.
- **원저성**(first disclosure): 학술적인 사실이나 지견을 처음 기술하는 것을 의미한다.
- **이음단어**(connecting words): 문장을 이어주는 단어로 이 단어를 통

해 생각과 논리가 문장을 따라 연결되어 학술 주장이 전달된다.

- **인용지수**(impact factor): 톰슨로이터사가 운영하는 Web of Science에서 제공하는 학술지의 인용정도를 수치화한 지표로, 학술지의 영향력을 정량화한 지수로 활용되어 '영향력지수'라고도 부른다.
- **재투고**(resubmission): 투고한 논문 원고를 심사 의견에 따라서 수정해 다시 제출하는 행위이다.
- **저자**(author): 연구결과를 학술적 양식에 맞게 논문 원고로 작성해 출판의 주체가 되는 사람이다.
- **저자됨**(authorship): 논문에 저자로 명기되는 자격과 권리를 말한다.
- **저작권**(copyright): 학술지가 출판한 논문과 그 내용에 대한 선취권을 이용하는 일체의 권리를 말한다.
- **전개문단**(extension paragraph): 주제문단을 통해 도입한 주제를 이어 논리를 전개하는 문단이다. 고찰에서 결론을 향해 논리를 진행하는 중간에 있는 문단이 이에 해당한다.
- **전개문장**(extension sentence): 주제문장으로 도입된 소주제를 이어받아서 논리를 펴는 문장이다.
- **전문가심사**(peer review): 투고된 원고를 해당 주제의 연구를 먼저 수행한 전문가에게 미리 보여 학술지를 통해 세상에 공개해도 좋은지 의견을 구하는 제도이다.
- **정리문단**(conclusion paragraph): 도입하고 전개한 논리를 마무리하는 문단으로 통상 결론에 해당한다.
- **정리문장**(conclusion sentence): 문단의 마지막 문장으로 문단 단위의 마무리 결론의 의미를 담는 문장이다.
- **제1저자**(first author): 저자 중 첫 번째로 기록되는 저자를 말하며, 통상 연구와 논문작성을 주도한 저자가 제1저자가 된다.
- **조판**(formatting): 출판하기 위해 원고를 학술지용 논문 형태로 편

집하는 과정이다.

- **종설**(review article): 학술지에 공개된 원저논문을 모아 특정 주제에 대한 학술적 견해를 정리해 방향을 제시하는 논문의 형태이다.
- **주제문단**(topic paragraph): 논문의 논리를 펴나가는 데 필요한 주제를 도입하는 문단이다. 서론과 고찰의 첫 문단이 보통은 주제문단이 된다.
- **주제문장**(topic sentence): 한 문단에서 논리를 펴나가는 데 필요한 주제를 도입하는 각 문단의 첫 문장을 말한다.
- **증례보고**(case report): 한두 명 환자의 특이한 임상소견을 기록하는 논문의 형태로, 일반화하기 어렵지만 환자를 통한 임상경험을 기록하고 이를 독자들과 공유한다.
- **참고문헌**(references): 논문을 작성하면서 참고한 먼저 출판된 논문이나 단행본 또는 웹자료를 뜻한다.
- **책임저자**(corresponding author): 저자가 여럿인 경우 저자의 대표로 논문에 대해 전반적인 책임을 지며, 편집인과 독자를 상대로 필요한 교류를 담당한다. 교신저자라고도 부른다.
- **초고**(first draft): 논문작성 과정에서 처음 완성한 전체 원고를 말한다. 초고를 사실에 근거해 빠짐없이 작성하는 것이 중요하다.
- **초록**(abstract): 논문의 내용을 압축해 전달하는 200-250단어 길이의 소개문으로, 연구목적, 방법, 결과, 결론을 포함해 작성한다. 초록만 소개하는 검색 시스템을 타고 전 세계에 무료로 제공된다.
- **통일양식**(uniform requirement): 의학 학술지 고유의 논문 양식을 말한다. 국제의학편집인협의회에서 전 세계 의학 학술지에 권장하는 소위 밴쿠버양식을 기준으로 한다. 2013년에 「권고안」으로 변경되었다.
- **투고**(submission): 학술지에 출판하고자 논문의 원고를 만들어 제

출하는 행위이다.

- **투고규정**(introduction to authors): 학술지가 원고를 모으면서 저자들에게 공지하는 원고작성 안내문을 포함한 문서이다. 저자는 이 규정을 준수해 원고를 준비한다.
- **특별논문**(special article): 학술지에 따라 특수한 목적으로 운영하는 논문으로 형식이나 내용이 원저의 투고규정을 초월해 자유롭게 작성하는 것을 허용한다.
- **편집**(editing): 논문의 원고를 학술지에 출판하기 위해 선정하며 양식에 맞게 다듬고 손질하는 행위이다.
- **편집인**(editor): 학술지를 통해 공개하는 학술정보의 내용을 선택해 학술지의 성격과 수준을 결정하는 사람이다.
- **학문영역**(scope): 학문의 분류체계에 의한 범위로 학술지에서 다루는 고유의 학문적 대상 영역을 의미한다.
- **학술지**(journal): 일정한 학문영역을 대상으로 형식을 갖춘 학술논문을 모아 정기적으로 출판해 학술 정보를 세상에 공개하는 매체이다. 종이로 인쇄한 학술지와 웹을 통한 온라인 학술지가 있다.
- **핵심단어**(key words): 논문의 내용을 요약·전달하는 대표 단어로 검색에 활용된다. 모든 학술지가 미국국립의학도서관의 기준 용어인 MeSH(Medical Subject Heading)를 사용해 작성하도록 요구한다.

부록 2

의학 학술지에 게재되는 학술저작물의 생산, 보고, 편집 및 출판에 대한 권고안

*출처: 유진홍 ICMJE 위원 번역, 대한의학술지편집인협의회(의편협, Korean Association of Medical Journal Editors, KAMJE) 감수

의학 학술지에 게재되는 학술저작물의 생산, 보고, 편집 및 출판에 대한 권고안

(Recommendations for the Conduct, Reporting, Editing and Publication of Scholarly Work in Medical Journals)

국제의학학술지편집인위원회
(International Committee of Medical Journal Editors, ICMJE)

- 2024년 1월 개정 -

| 목차 |

d. 진실성(Integrity)

e. 다양성과 포용(Diversity and Inclusion)

f. 학술지 계량지표(Journal Metrics)

3. 전문가 심사자

D. 학술지 소유주와 편집권의 독립

1. 학술지 소유주

2. 편집권의 독립

E. 연구 대상자(Research Participants)의 보호

III. 논문 출판과 관련된 편집 및 출판 상의 문제들

A. 정정기사(Corrections), 논문 취소(Retractions), 재출판, 판본 관리(Version Control)

B. 학술적 부정행위, 우려 표명(Expression of Concern), 논문 취소(Retraction)

C. 저작권

D. 중복출판(Overlapping Publications)

1. 이중투고(Duplicate Submission)

2. 이중출판(Duplicate Publication)과 사전출판(Prior Publication)

3. 프리프린트(Preprints)

a. 프리프린트 보관소 선택하기

b. 프리프린트 보관소에 있는 원고를 전문가심사 학술지에 투고하기

c. 투고 원고에 프리프린트 인용하기

4. 허용되는 이차출판(Secondary Publication)

5. 동일 자료에 기반한 원고

E. 독자통신(Correspondence)

F. 비용(Fees)

G. 별호(Supplements), 주제별 간행물(Theme Issues), 특별 연재물(Special Series)

H. 후원자(Sponsorship) 또는 동반자 관계(Partnerships)

I. 온라인 출판(Electronic Publishing)

J. 광고

K. 학술지와 대중매체

L. 임상시험(Clinical Trials)

1. 등록

2. 자료 공유(Data Sharing)

Ⅳ. 원고 준비와 투고

A. 원고 준비

1. 일반 원칙

2. 특정한 연구계획을 위한 보고 지침(Reporting Guidelines)

3. 원고의 구성(Manuscript Sections)

a. 표지(Title page)

b. 초록(Abstract)

c. 서론(Introduction)

d. 방법(Methods)

i. 연구 대상의 선택 및 서술

ii. 기술 정보(Technical Information)

iii. 통계

e. 결과(Results)

f. 고찰(Discussion)

g. 참고문헌(References)

i. 일반적인 고려사항

ii. 형태와 형식(Style and Format)

h. 표(Tables)

i. 그림(Illustrations, Figures)

j. 측정 단위

k. 부호

B. 투고

이 문서는 2024년 1월에 개정된 국제의학학술지편집인위원회(International Committee of Medical Journal Editors, 이하 ICMJE로 약함)의 의학 학술지에 게재되는 학술저작물의 생산, 보고, 편집 및 출판에 대한 권고안(Recommendations for the Conduct, Reporting, Editing and Publication of Scholarly Work in Medical Journals)의 한글 번역본입니다. 이 번역본은 ICMJE가 공식적으로 추인한 것은 아니며, ICMJE는 정기적으로 권고안을 개정하기 때문에 ICMJE의 공식적인 최신판을 열람하려면 www.ICMJE.org을 참조하여야 합니다.

본 번역본은 대한의학학술지편집인협의회 회원 학술지에 무료로 게재할 수 있습니다. 이를 게재하고자 하는 학술지 편집인은 대한의학학술지편집인협의회 사무국(전화 02-794-4146, 이메일 office@kamje.or.kr)으로 연락하시기 바랍니다.

I. 권고안에 관하여

A. 권고안의 목적

국제의학학술지편집인위원회(International Committee of Medical Journal Editors, 이하 ICMJE로 약함)는 의학 학술지에 게재되는 연구의 수행과 보고 과정, 그리고 기타 게재물과 관련하여 잘 정리된 관례와 윤리 표준을 검토하고, 저자, 편집인, 그리고 전문가심사(peer review)와 생의학 관련 출판 관계자들이 명확하고 균형 잡힌(unbiased) 의학 학술지 논문을 작성하고 배포하는 데 도움을 주고자 이 권고안을 개발하였다. 또한 이 권고안은 매체, 환자와 가족, 일반 독자들이 의학 학술지의 편집과 출판과정을 이해하는 데 매우 유용할 것이다.

B. 권고안의 사용자

이 권고안의 일차적인 목적은 ICMJE 회원 학술지에 투고하려는 저자들이 사용하도록 하는 데 있다. 그러나 ICMJE 회원이 아닌 많은 학술지들도 자발적으로 이 권고안(www.icmje.org/journals-following-the-icjme-recommendations/)을 사용하고 있다. ICMJE는 이 권고안의 사용을 장려하지만, 사용을 강권하거나 감독하려는 의사는 없다. 모든 경우에 저자들은 투고하려는 학술지의 투고규정과 함께 이 권고안을 참조해야 한다. 또한 저자들은 특정한 형태의 연구인 경우 그 기술 방식을 규정한 가이드라인을 참조해야 한다. 예를 들어 무작위 임상시험은 CONSORT 가이드라인을 참조할 수 있으며, 각종 특정한 연구의 기술 방식은 http://www.equator-network.org에 정리되어 있다. ICMJE는 이 권고안을 지지하는 학술지에게 투고규정의 내용에 이 권고안을 포함시키고, 이 권고안을 준용하고 있음을 투고규정에 명확히 밝힐 것을 권장한다. 이 권고안을 지지한다는 점을 ICMJE 웹사이트에 게시하고자 하는 학술지는 웹페이지(www.icmje.org/

journals-following-the-icmje-recommendations/journal-listing-request-form/) 상에서 ICMJE 사무국에 요청하면 된다. 이 권고안을 지지한다는 점을 ICMJE 웹사이트에 게시하고 있는 학술지들 가운데 더 이상 이 같은 게시를 원치 않을 경우에는 같은 방법으로 게시를 철회할 수 있다.

ICMJE는 교육적, 비영리적인 목적으로 사용하는 경우 저작권의 제약 없이 이 권고안 전체의 광범위한 보급을 권장한다. 그러나 ICMJE는 새로운 사안이 발생할 때마다 주기적으로 권고안을 갱신하므로 이 권고안과 부속 문서를 사용할 때는 ICJME 웹사이트에서 공식적인 최신 권고안을 열람하는 것이 좋다.

C. 권고안의 역사

ICMJE는 종전에 생의학 학술지 투고 원고의 통일양식(Uniform Requirements for Manuscripts Submitted to Biomedical Journals, 이하 통일양식으로 약함)이라는 명칭으로 여러 편의 가이드라인을 개발해 왔다. 통일양식은 학술지들 간에 원고의 준비와 형식을 표준화하려는 시도로 1978년에 처음 출판되었다. 그러나 해를 거듭하면서 이러한 가이드라인으로 해결하기 힘든 문제들이 발생하기 시작하여 별도의 문건(separate statements)으로 발간하여 기존 문서를 갱신하였으며, 그 명칭을 '의학 학술지에 게재되는 학술저작물의 생산, 보고, 편집 및 출판에 대한 권고안'(Recommendations for the Conduct, Reporting, Editing and Publication of Scholarly Work in Medical Journals)으로 개칭하였다. 이 권고안의 이전 판은 www.icmje.org 내 기록보관소(Archives section)에서 열람할 수 있다.

II. 저자, 기여자, 전문가 심사자, 편집인, 발행인, 학술지 소유주의 역할과 책임

A. 저자와 기여자의 역할

1. 저자됨(Authorship)의 중요성

저자됨이란 저자로서의 자격을 인정하는 것으로 학술적, 사회적, 재정적으로 중요한 영향력을 갖는다. 또한 저자됨은 출판된 저작물에 대한 책임과 의무를 의미한다. 이 권고안은 논문 작성에 실질적인 학술적 기여를 한 연구자는 저자로서 인정을 받고, 동시에 저자로 인정받은 연구자는 출판된 저작물에 대한 책임과 의무에 관한 역할을 잘 이해하고 있다는 점을 확실히 하기 위해 기획되었다. 편집인은 자료가 저소득 및 중간 소득 국가들(low-income and middle-income countries, LMICs)에서 나온 경우 저자 명단에서 LMICs의 현지 연구자들이 빠진 채 투고되었는지 여부를 놓치지 말아야 한다. 현지 연구자가 저자에 포함됨으로써 연구의 공정성, 맥락 및 그 연구가 주는 시사점이 추가된다. 현지 연구자들이 저자 명단에 포함되지 않았다면 즉각 의문을 제기하여야 하고 게재 불가로 이어질 수도 있다.

저자명의 기술만으로는 어떤 기여로 저자의 자격을 획득했는지 알 수 없기 때문에 일부 학술지들은 제출된 연구에 참여한 것으로 기술된 저자들의 구체적인 역할에 대한 정보를 요구하고(최소한 원저만이라도) 게재하기도 한다. 편집인들은 기여자의 자격(contributorship)에 대한 정책의 개발과 수행에도 노력해야 한다. 이와 같은 정책들로 기여도를 둘러싼 모호성을 어느 정도 해소시킬 수 있지만, 저자 자격에 합당한 기여도의 양과 질에 대한 의문은 여전히 남는다. 이에 따라 ICMJE는 모든 학술지들이 수용할 만한 저자와 기여자의 구분을 포함한 저자됨의 기준을 개발하였다.

2. 저자의 정의

ICMJE는 다음 네 가지 기준을 모두 충족할 경우를 저자됨으로 정의할

것을 권고한다:

1) 연구의 구상이나 설계에 실질적인 기여; 또는 자료의 획득, 분석, 해석
2) 연구 결과에 대한 논문 작성 또는 중요한 학술적 부분에 대한 비평적 검토
3) 출판되기 전 최종본에 대한 승인
4) 연구의 정확성 또는 진실성에 관련된 문제를 적절히 조사하고 해결하는 것을 보증하고, 연구의 모든 부분에 책임을 진다는 점에 동의

저자는 수행한 연구의 모든 부분에 대해 책임이 있다는 점에 더하여, 저자는 어느 공저자가 연구의 어느 부분에 대해 책임이 있는지 파악하고 있어야 한다. 아울러 저자는 공저자들이 기여한 부분에 대한 연구 진실성을 담보할 수 있어야 한다.

저자로 기록된 모든 연구자는 이상 네 가지 기준을 충족하여야 하고, 네 가지 기준을 충족한 모든 연구자는 저자로 기록한다. 네 가지 기준을 모두 충족하지 못한 연구자는 기여자로 기록한다(II.A.3 항 참조). 이 저자됨의 기준은 저자로 인정받을 만한 자격이 있고, 연구에 대한 책임을 질 수 있는 연구자들에게만 저자됨을 한정하기 위한 것이며, 연구에 참여하면서도 두 번째나 세 번째 기준을 충족할 기회를 갖지 못한 연구자들의 저자 자격을 제한하기 위해 기획된 것은 아니다. 그러므로 첫 번째 기준에 부합하는 모든 연구자들은 원고의 작성, 검토, 최종 승인에 참여할 기회를 가져야 한다.

연구를 수행하는 사람들은 이들 저자됨의 기준에 부합하는 연구자들을 식별할 책임이 있으며, 이상적으로 말하자면 연구를 처음 기획할 때부터, 또는 연구 진행과정 중에, 수정하는 단계에서 이 기준에 따라 저자됨을 설정해야 한다. ICMJE는 공동연구를 수행하는 연구자들의 협업과 공저자됨(co-authorship)을 장려한다. 저자로 기록된 모든 연구자들이 네 가지 저자됨의 기준을 충족하는지를 판별하는 것은 저자들의 공동책임이며, 투고 받은 학술지의 책임이 아니다; 저자로서 자격이 있는지 판별하거나 저자됨을 둘러싼 갈등을 중재할 책임은 학술지 편집인의 역할이 아니다. 만약 저자됨

을 둘러싼 합의점을 찾지 못할 경우, 학술지 편집인이 아니라 연구가 수행된 기관에 조사를 요청해야 한다. 저자란에 저자를 기술하는 순서를 결정하는 기준은 다양할 수 있는데 이는 편집인이 아니라 저자 들이 결정하는 것이다. 만약 저자들이 논문이 투고되었거나 출판된 이후에 특정 저자의 철회 또는 추가를 요청한 경우 학술지 편집인은 그 사유를 제시할 것과 논문에 기록된 모든 저자들과 철회 또는 추가 대상 저자가 서명한 문서를 요청해야 한다.

책임저자는 원고가 투고, 심사, 출판과정 중에 있는 동안 학술지와 교신하는 데 일차적인 책임을 진다. 책임저자는 학술지 업무의 필수 요건, 즉 저자됨과 관련한 상세 정보의 제공, 연구윤리심의 승인 획득, 임상시험 등록 관련문건 작업, 연구와 관련한 이해관계 및 활동의 공시 등을 적절하게 수행하고 보고하는 데 철저를 기해야 한다. 단, 이들 업무를 한두 명의 공저자와 분담할 수도 있다. 책임저자는 논문 투고에서 심사 과정에 걸친 전 과정에서 편집진과 적시에 교신이 가능해야 하고, 출판 후에도 저작물에 대한 비평이 있을 경우 이에 회신할 수 있어야 하며, 저작물에 대한 의문이 제기되어 학술지가 추가적인 자료나 정보를 요청하면 이에 협조해야 한다. 비록 학술지와 교신하는 데 일차적인 책임은 책임저자에게 있지만, ICMJE는 편집인이 모든 저자들에게도 연락이나 통지할 것을 권고한다.

많은 연구자들로 이루어진 대규모 연구집단이 연구를 수행할 때는 연구를 시작하기 전에 저자를 정하고 투고 전에 저자 명단을 다시 확인하는 것이 이상적이다. 저자로 기록된 모든 연구자들은 원고의 최종 승인을 포함하여 네 가지 저자됨의 기준을 충족해야 하고, 저작물에 대해 공적인 책임을 져야 하며, 같은 연구를 수행한 다른 연구자들의 연구의 정확성과 진실성에 대해 완전한 신뢰를 가져야 한다. 또한 이들은 공시 양식(Disclosure Form)을 완성하는 데 참여한 연구자로 간주될 것이다.

일부 대규모 연구집단은 저자명에 개별 저자와 함께 연구집단 자체를 함께 기재하거나 연구집단만 저자로 기재하기도 한다. 대규모 연구집단에 의해 진행된 연구를 투고할 때는 책임저자는 연구집단명을 명기해야 하고, 저자로서 연구에 책임이 있는 연구자들을 명확히 적시해야 한다. 논문의 저자 기재란은 논문에 대한 책임소재가 누구에게 있는지 확인시켜 주는 것으로 MEDLINE은 저자 기재란에 기재된 모든 이름을 저자명단에 포함시킨다. 저자란에 연구집단명이 포함되어 있는 경우, 논문 내에 해당 연구집단에 속한 연구 참여자들이 저자 또는 공동 연구자로 기재되어 있으면 MEDLINE은 이들 연구 참여자들도 저자 또는 공동 연구자로 저자명단에 포함시킨다.

3. 저자가 아닌 기여자(Non-author contributors)

저자됨의 네 가지 조건을 모두 충족하지 못하는 연구 참여자는 저자가 아니라 기여자로 기록한다. 다른 기여 없이 단독으로 저자됨의 요건을 충족할 수 없는 연구 활동의 예로서 연구비 획득, 연구집단에 대한 일반적인 감독, 일반적인 행정지원, 원고작성 지원, 기술적인 편집, 언어 교정, 최종 원고 교정 등을 들 수 있다. 저자됨의 요건이 충족되지 않는 연구자들은 개별적으로 기여자로 기록되거나, 임상 조사자(clinical investigators) 또는 참여 조사자(participating investigators)와 같은 명목으로 다른 연구자들과 함께 기록될 수 있으며, 그들이 기여한 바는 과학 자문(scientific advisors), 연구계획의 정밀 검토(critically reviewed the study proposal), 자료 수집(collected data), 대상 환자의 치료 및 자료 제공(provided and cared for study patients) 등과 같이 상세히 기술해야 한다.

감사의 글(Acknowledgement)은 연구의 자료와 결론에 기여한 것으로 인정한다는 보증을 의미하므로 편집인은 책임저자에게 기여자로 인정된 모든 사람에게 기여자로 인정 받았다는 서면 승인을 받을 것을 요청하여야 한다. 글쓰기에 인공지능의 도움을 받았다면 이를 감사의 글에 보고하여야 한다.

4. 인공지능(Artificial Intelligence, AI) 지원 기술

투고 시, 학술지는 저자가 제출된 원고의 작성과정에서 인공지능(AI) 지원 기술(예를 들어 Large Language Models [LLM], 챗봇 또는 이미지 크리에이터)을 사용했는지 여부를 공개하도록 요구해야 한다. 그러한 기술을 사용한 저자는 어떤 식으로 사용했는지를 커버 레터와 투고한 원고 내의 적절한 섹션 모두에 기술해야 한다. 예를 들어, AI가 글쓰기 보조에 사용되었다면, 감사의 글 섹션(II.A.3 참조)에 이것을 기술하도록 한다. AI가 데이터 수집, 분석, 또는 그림 생성에 사용되었다면, 저자는 방법 부분에 그 사용에 대해 기술해야 한다(IV.A.3.d 섹션 참조). 챗봇(ChatGPT 등)은 논문 저작물의 정확성, 무결성, 독창성을 책임질 수 없고, 이러한 책임들은 저자됨에 요구되는 사항이기 때문에 저자 명단에 들어가면 안 된다(II.A.1 섹션 참조). 따라서 AI 지원 기술의 사용을 포함한 제출된 모든 자료에 대해 책임은 인간에게 있다. 저자들은 신중하게 결과를 검토하고 편집해야 하는데, 이는 AI가 부정확하거나 불완전하거나 편향됨에도 불구하고 권위 있어 보이는 척하는 결과물을 생성할 수 있기 때문이다. 저자들은 AI와 AI 지원 기술을 저자 또는 공동 저자로 나열하거나 AI를 저자로서 인용해서는 안 된다. 저자는 AI에 의해 생성된 텍스트와 이미지를 포함하여 논문에 표절 소지가 없다고 확고하게 주장할 수 있어야 한다. 전체 인용을 포함하여 모든 인용된 자료가 적절하게 되었는지에 대한 책임은 인간에게 있다.

B. 재정적, 비재정적 이해관계와 활동의 공시 및 이해충돌

과학적 과정과 출판된 논문의 연구 진실성에 대한 대중의 신뢰는 부분적으로 연구의 기획, 실행, 논문 작성, 논문 심사, 편집, 출판과정에서 저자의 이해관계와 활동이 연구에 직접적이든 원론적이든 얼마나 투명하게 처리되었는가에 달려 있다.

이해충돌과 편향(bias)의 가능성은 환자의 권익 또는 연구의 타당성과 같이 일차적인 이해와 관련한 전문적인 판단이 재정적 이득과 같은 이차적인 이해에 의해 영향을 받을 가능성이 있을 때 존재한다. 이해충돌에 대한 인식은 이해충돌 자체만큼 중요하다.

저자의 관계나 활동이 이해충돌을 일으키는지에 대해서는 의견이 다를 수 있다. 이해관계나 활동이 항상 논문 내용에 문제가 되는 영향을 끼치는 것은 아니지만, 이해충돌 가능성의 존재는 실제 이해충돌만큼이나 과학에 대한 신뢰를 잠식할 수 있다. 궁극적으로 독자들은 저자의 관계와 활동이 논문 내용과 관련이 있는지를 스스로 판단할 수 있어야 하며, 이러한 판단을 위해 연구과정의 투명한 공시가 필요하다. 연구과정의 완전한 공시는 연구 투명성에 대한 저자의 노력을 보여주고 연구수행 과정에 대한 신뢰를 유지하는 데 도움을 준다.

고용 관계, 자문역, 주식 소유권 또는 매입 우선권, 사례금, 특허권, 전문가 증언과 같은 재정적인 부분은 가장 쉽게 인지할 수 있는, 가장 흔한 잠재적인 이해충돌로 간주되며 학술지와 저자, 나아가 과학 자체의 신뢰도를 훼손할 가능성이 가장 높은 부분이다. 그 밖에 사적인 개인관계나 경쟁관계, 학문적 경쟁, 지적 신념 등도 이해충돌을 일으키거나 이해충돌로 보여질 수 있다.

저자는 모든 연구 데이터에 대한 저자의 접근을 방해하거나 데이터를 분석 및 해석하고 자신이 선택한 시기와 장소에서 독립적으로 원고를 작성하고 출판하는 것을 방해하는 모든 영리 및 비영리 연구후원자와 타협하는 것을 피해야 한다. 저자들이 그들의 연구를 출판할 수 있는 장소를 통제하는 정책은 이러한 학문적 자유 원칙에 위배된다. 저자와 연구후원자 간에 은밀한 합의가 의심되는 경우 이에 대한 소명 요구를 받을 수도 있다.

학술지의 공시 문서에 저자의 이해관계와 활동을 의도적으로 밝히지 않는 것은 부정행위의 한 형태로서 III.B 항에서 논의될 것이다.

잠재적인 이해충돌에 대한 공시는 뚜렷이 구별되어야 하며, 해당 연구 작업에 대한 직접적인 지원 외의 더 넓은 범위를 포함한다. 원고에 연구비 지원에 대한 명기는 연구 논문에 대한 직접적인 지원만을 언급해야 한다. 연구 작업에 대한 개개인의 기여에 대한 지원도 이런 방식으로 보고되어야 한다. 저자의 연구 작업 시간에 대해 기관이 지원해 준 전반적인 사항에 대해서는 이 연구에 직접 지원된 전반적 재정적 지원과는 구별하여 기술하여야 한다. 연구비 지원에 대한 적절하게 기술된 예시는 다음과 같다: "이 연구는 A로부터 연구비를 지원 받았다; F 박사의 연구에 쏟은 시간은 B에 의해 지원 받았다."

1. 대상자(Participants)

저자뿐만 아니라 전문가 심사자, 편집인, 편집위원 등을 포함하는 논문 심사 및 출판에 관여하는 모든 관계자들은 논문 심사와 출판과정에서 자신의 역할을 수행하면서 자신과 관련된 이해관계와 활동을 고려하고 공개하여야 한다.

a. 저자

어떤 형태의 원고든지 투고할 때는 저자들은 연구에 영향을 미치거나 영향을 주었을 것으로 비춰질 수 있는 모든 이해관계와 활동을 밝힐 의무가 있다. ICMJE는 저자의 공시를 용이하게 하고 표준화하기 위해 공시 양식(Disclosure Form)을 개발해 왔다. ICMJE 회원 학술지들은 저자들에게 이 형식을 사용할 것을 요청하고 있으며, ICMJE는 다른 학술지들도 이 형식을 채택할 것을 권장한다.

b. 전문가 심사자(Peer Reviewers)

논문 심사를 의뢰할 때 전문가 심사자에게 해당 논문의 심사에 영향을 줄 수 있는 이해관계와 활동이 있는지 확인해야 한다. 전문가 심사자는 편집인에게 이해관계와 활동에 대해 밝혀야 하며, 편향 가능성이 있으면 해당 논문 심사를 거절해야 한다. 전문가 심사자는 심사한 논문이 출판되기 전에 해당 논문으로부터 얻은 정보를 자신의 이득을 위해 사용해서는 안 된다.

c. 편집인과 학술지 편집진(Journal Staff)

투고된 논문에 대한 최종결정권을 갖고 있는 편집인이 해당 논문과 관련하여 이해충돌을 일으킬 만한 이해관계와 활동이 있는 경우에는 편집관련 결정에서 배제되어야 한다. 편집관련 결정에 관여하는 편집진은 편집판단에 영향을 줄 수 있는 재정적 또는 기타 이해관계와 활동에 대해 보고해야 하며, 이해충돌의 가능성이 있을 경우 편집결정 과정에서 배제되어야 한다. 편집진은 편집 과정에서 얻은 정보를 개인적인 이득을 위해 사용해서는 안 된다. 편집인은 자신과 편집진들의 이해충돌 가능성과 관련한 공시문을 정기적으로 출판해야 한다. 객원 편집인 역시 이 원칙을 동일하게 준수해야 한다.

학술지는 편집관련 결정에 참여하는 인사가 투고한 원고의 평가를 위한 추가적인 예방조치와 명시적으로 규정된 정책을 갖고 있어야 한다. 이에 대한 더 상세한 지침은 COPE(https://publicationethics.org/files/A_Short_Guide_to_Ethical_Editing.pdf)와 WAME(http://wame.org/conflict-of-interest-in-peer-reviewed-medical-journals)에서 볼 수 있다.

2. 이해관계와 활동의 보고

논문은 ICMJE의 이해관계 공시 양식과 같은 부속 문서와 함께 출판되어야 하며, 다음과 같은 내용이 모두 포함되어야 한다: 1) 저자의 이해관계와 활동, 2) 연구 지원자에 관한 내용, 즉 연구지원자를 밝히고 어떤 역할을 하였는지; 자료의 수집, 분석 및 해석, 논문 작성; 연구 결과의 투고와 관련하여 어떤 간섭이나 제약이 있었는지 여부, 3) 저자가 연구 자료에 접근할 수 있었는지, 접근할 수 있었다면 어느 정도, 어떤 성격의 접근이 가능했는지, 연구 종료 후에도 계속 접근이 가능했는지 등이다.

위 내용의 공표를 돕기 위해 편집인은 연구 결과에 소유권이나 재정적 이해관계가 있는 연구지원자의 지원을 받은 저자들에게 "나는 이 연구의 모든 자료에 모두 접근할 수 있고, 자료의 진실성과 자료 분석의 정확성에 모든 책임을 진다"와 같은 서명된 문서를 요구할 수 있다.

C. 투고와 심사 과정에서의 책임

1. 저자

저자는 저자됨과 이해관계와 활동의 공시에 대한 원칙을 준수해야 한다. 이는 본 권고안 II.A 및 II.B 항에 상세히 기술되어 있다.

a. 약탈적(Predatory) 또는 가짜 학술지(Pseudo–Journals)

스스로를 "전문 의학 학술지(scholarly medical journal)"라고 광고하지만 제대로 기능하지 않는 학술지가 점차 증가하고 있다. 이들 약탈적 또는 가짜 학술지는 투고된 원고의 거의 대부분을 게재 승인하고 출판하며, 흔히 게재 승인 후에 원고 처리(또는 출판) 비용을 투고자에게 고지한다. 그들은 전문가심사 과정을 거친다고 주장하지만 확인되지 않으며, 의도적으로 널리 알려진 학술지와 유사한 학술지명을 사용하기도 한다. 그들은 자신이 ICMJE 회원 학술지이며(회원 여부는 ICMJE 웹사이트에서 확인할 수 있음), ICMJE, WAME, COPE와 같은 단체의 편집 가이드라인을 준수한다고 주장하기도 한다. 연구자들은 이러한 학술지들의 실체를 알고 있어야 하며, 자기 연구의 출판을 위해 이들 학술지에 투고하는 것을 삼가야 한다. 저자들은 자신이 투고하고자 하는 학술지의 진실성, 역사, 업무 관행, 평판 등을 평가할 책임이 있다. WAME와 같은 여러 기관에서 나온 지침(www.wame.org/identifyingpredatory-or-pseudo-journals, www.wame.org/about/principlesof-transparency-and-best-practice)은 평판이 좋은 학술지를 식별하는 데 도움이 된다. 과학 멘토, 선임 동료 또는 다년간의 학술 출판 경험을 가진 인사들에게 조언을 구하는 것도 도움이 될 수 있다. 저자들은 약탈적 또는 가짜 학술지에 게재된 논문을 인용해서는 안 된다.

2. 학술지

a. 보안(Confidentiality)

학술지에 투고된 원고는 비공개 교신(privileged communication)으로 저자의 개인적인 기밀에 속하는 자산이며, 원고의 전부 또는 일부가 적정한 시기보다 먼저 공개될 경우 피해를 입을 수 있다.

그러므로 편집인은 원고와 관련한 정보, 즉 원고가 접수되어 심사 중에 있는지, 원고의 내용, 심사진행 상태, 심사평, 원고가 채택될 가능성 등을 저자와 전문가 심사자 외에는 공개해서는 안 된다. 편집자는 원고 처리 과정에서 AI 기술을 사용하는 것이 기밀을 침해할 수 있음을 알아야 한다. 제3자가 소송 등을 위해 원고와 심사평을 요청하는 경우 편집인은 정중히 이를 거절해야 하며, 법률적인 문제로 소환되는 경우에도 이 같은 기밀에 속하는 문건이 제공되지 않도록 최선을 다해야 한다.

또한 편집인은 전문가 심사자들에게 그들이 갖고 있는 원고, 관련 자료 및 정보가 노출되지 않도록 엄격히 관리할 것을 요청해야 한다. 심사자들에게 제공하는 지침에는 AI 사용에 관한 지침이 포함되어야 한다. 전문가 심사자와 학술지 편집진은 투고된 원고를 공개적으로 논의해서는 안되며, 논문이 출판되기 전에는 원고의 내용을 전용해서는 안 된다. 전문가 심사자는 개인적인 용도로 원고를 계속 가지고 있으면 안되며, 심사가 끝나면 해당 원고와 관련한 모든 인쇄물과 디지털 자료를 폐기해야 한다.

심사 결과 채택되지 않은 원고는 자체 규정 등에 의해 보류 요청이 있는 경우가 아니면 학술지 측은 편집 시스템 내의 모든 관련자료를 삭제하는 것이 최상의 정책이다. 채택되지 않은 원고를 계속 보유하는 학술지는 투고규정을 통해 이 사실을 고지해야 한다.

논문이 출판된 후에는 논문과 관련하여 문제가 발생할 가능성에 대비하여 논문 원고, 심사평, 교정본, 기타 교신 문서 등을 최소한 3년 이상 보관해야 하며, 자체 규정에 따라 가능하면 영구 보존하는 것이 좋다.

편집인은 전문가 심사자와 저자의 동의 없이 심사평을 출판하거나 공표해서는 안 된다. 만약 학술지의 운영정책이 저자와 전문가 심사자의 신원을 모르게 하고 심사평에도 서명을 남기지 않는 것이라면 전문가 심사자의 서면동의 없이 전문가 심사자의 신원을 저자를 비롯한 누구에게도 노출시켜서는 안 된다.

부정 또는 허위가 의심되는 경우 보안 문제는 파기될 수 있다. 이 경우 편집인은 저자나 전문가 심사자에게 보안 원칙을 파기할 수 있다는 점을 통보해야 하며, 그 외에는 보안 원칙을 지켜야 한다.

b. 적시성(Timeliness)

편집인은 원고와 관련 자료의 처리가 적시에 진행되도록 최선을 다해야 한다. 편집인은 어떤 원고를 출판하기로 결정하였으면 정시에 출판될 수 있도록 하고, 의도적인 지연 출판이 필요한 경우에는 저자와 긴밀히 상의해야 한다. 출판할 의사가 없는 원고에 대해서는 가능한 신속히 저자에게 통보하여 다른 학술지에 투고할 수 있도록 해주어야 한다.

c. 전문가심사(Peer Review)

전문가심사는 학술지에 투고된 원고에 대한 전문가(반드시 편집위원회 일원일 필요는 없다)의 비판적 평가이다. 편향되지 않고, 독립적인 비판적 평가는 과학 연구를 포함한 모든 학술 활동의 본질적인 부분이며, 전문가심사는 이러한 과학 활동의 연장선상에 있다.

전문가심사의 실제적인 가치에 대해서는 많은 논란이 있으나, 이 과정은 과학 학술단체 내 구성원들의 원고에 대한 공정한 평가를 용이하게 만든다. 더 현실적인 관점에서 보면 편집인이 어떤 원고가 해당 학술지에 적합한지를 판단하는 데 도움을 준다. 전문가심사는 흔히 논문의 질을 향상시키는 데 도움이 된다.

학술지는 적절한 전문가 심사자를 선정할 수 있는 시스템을 갖출 책임이 있다. 편집인은 전문가 심사자가 온라인 출판만을 위한 보충 자료를 포함하여 전문가심사에 필요한 모든 자료에 접근할 수 있도록 하고, 공표된 이해관계의 맥락에서 심사평이 적절히 평가되고 해석될 수 있도록 해야 한다.

전문가심사를 거치는 학술지(peer-reviewed journal)는 투고된 모든 논문을 심사 의뢰할 의무는 없으며, 심사평(긍정적이든, 부정적이든)을 반드시 따라야 하는 것도 아니다. 편집인은 학술지에 게재할 모든 콘텐츠의 선택에 대한 궁극적인 책임을 지며, 편집관련 결정은 원고 내용이 학술지에 적합한지 등과 같은 원고의 질과 무관한 요소에 의해서도 영향을 받는다. 편집인은 출판 전에는 언제든지 원고를 반려할 수 있으며, 출판 결정이 난 후라도 논문의 진실성에 대한 우려가 발생한 경우에는 출판을 취소할 수 있다.

학술지에 따라 원고의 수와 종류, 전문가 심사자의 수와 특성, 전문가 심사자 정보의 공개 여부, 기타 심사 과정 상의 문제 등이 다를 수 있다. 이러한 연유와 저자에 대한 배려 차원에서 학술지는 모든 유형의 원고에 대해 그들의 심사 과정을 상세히 공표해야 한다. 학술지는 전문가 심사자에게 심사를 의뢰한 원고의 채택 또는 반려 여부를 통지해야 하며, 학술지에 대한 전문가 심사자의 기여에 공식적인 감사를 표해야 한다. 편집인은 동일한 원고의 심사에 참여했던 전문가 심사자들의 심사평을 서로 공유할 수 있도록 하여 전문가 심사자들이 심사 과정을 통해 서로 정보를 얻을 수 있도록 해 주는 것이 좋다.

연구계획서와 분리되어 있는 경우 심사 과정의 일부로 편집인은 연구계획서, 통계분석 방법 및/또는 연구와 관련한 계약 등을 검토하고, 게재 결정을 하기 전에 저자로 하여금 출판 시 또는 출판 후에 이와 같은 문서들을 공개하도록 권장하여야 한다. 일부 학술지는 논문 게재의 조건으로 이들 문서를 공개적으로 게시할 것을 요구하기도 한다.

이 개정본을 준비 중일 때는 논문 출판 전후로 연구에 대한 검증을 위한 자료 이용의 중요성이 대두됨에 따라 독립적인 자료 분석과 자료의 공개적인 이용에 대한 학술지의 요구가 넘쳐 났다. 현재 일부 학술지 편집인은 게재 결정 전에 독립적인 통계 전문가에게 자료의 통계 분석을 의뢰하기도 한다. 어떤 학술지들은 저자에게 제3자가 연구 자료를 검토 및/또는 재분석할 수 있도록 할 수 있도록 요청만 하기도 하지만, 또 어떤 학술지들은 검토 또는 재분석을 위해 연구 자료의 공개를 권장 또는 요구하기도 한다. 학술지는 연구 자료를 분석하고, 미래의 저자들이 쉽게 접근할 수 있는 곳에 자료를 게시하기 위한 학술지 고유의 필요조건을 수립하고 공표해야 한다.

일부에서는 진정한 전문가심사는 오직 논문이 출판된 이후부터 시작된다고 주장한다. 이런 관점에서 보면 의학 학술지는 독자들이 출판된 논문에 대해 논평, 질의, 비평을 가할 수 있는 체계를 가지고 있어야 하며, 출판된 논문에 대한 의문이 제기되었을 때 저자들은 이에 적극적으로 응해야 하고, 학술지 측의 연구 자료 또는 추가 정보에 대한 요청에 협조해야 한다(III항 참조).

ICMJE는 연구자들이 발표된 결과를 뒷받침하는 1차 데이터와 분석 절차를 10년 이상 보관할 의무가 있다고 생각하며, 적절한 데이터 저장소에 이러한 데이터를 보존하여 장기간 사용이 가능케 할 것을 권장한다.

d. 진실성(Integrity)

편집관련 결정은 원고의 학술지에 대한 적합성, 독창성, 전체적인 질, 주요 현안에 대한 근거 제시 등에 기반하여야 한다. 이러한 결정은 상업적인 이해, 개인적인 관계 또는 의제, 부정적인 연구 결과(negative finding) 또는 인정받고 있는 이론에 대한 도전적인 연구 결과 등에 영향을 받아서는 안 된다. 더구나 저자들은 학술지에 논문을 출판하거나 공개적인 이용이 가능하도록 하기 위해 투고하는 것이기 때문에 편집인은 통계학적인 의의가 증명되지 않았거나 결론이 결정적이지 않은 연구 결과를 출판 고려 대상에서 배제해서는 안 된다. 이러한 연구들은 메타분석(meta-analysis)을 통해 여타 연구 결과들과 결합하면 여전히 중요한 연구주제에 필요한 자료로서 활용이 가능하며, 이러한 연구들을 출판함으로써 불필요하게 같은 연구가 반복되는 것을 방지할 수 있고, 유사한 연구를 계획 중인 다른 연구자들에게 유익한 정보를 제공할 수 있다 학술지는 이의제기 절차를 명확히 공개해야 하고, 이의제기와 불만의 처리를 위한 체계를 갖추고 있어야 한다.

e. 다양성과 포용(Diversity and Inclusion)

학문적 문화를 향상시키기 위해 편집인들은 광범위하고 다양한 저자, 전문가 심사자, 편집진, 편집위원, 독자들의 참여를 모색해야 한다.

f. 학술지 계량지표(Journal Metrics)

연구와 학술지의 질을 평가하기 위한 간접적인 도구(proxy)로서, 특정 연구계획의 중요도 또는 개별 연구자의 학문적 성취도(채용, 승진, 종신직, 시상 또는 연구비 지원을 위한 적합성 판정)를 측정하는 데 있어서 학술지의 영향력 지수(impact factor)가 광범위하게 오용되고 있다. ICMJE는 단일 척도로서 영향력 지수에 대한 의존도를 줄이고, 대신 독자와 저자에게 적합한 다양한 학술지 계량지표를 제공할 것을 권장한다.

3. 전문가 심사자

학술지에 투고된 원고는 비공개 교신으로 저자의 개인 기밀에 속하는 자산이며, 원고 내용의 전부 또는 일부가 적정한 시기보다 먼저 공개되면 저자가 피해를 입는다.

그러므로 전문가 심사자는 원고 정보가 노출되지 않도록 관리를 철저히 해야 하며, 논문이 출판되기 전에 원고에 대해 공개적으로 논의하거나 원고 내용을 도용 또는 전용해서는 안 된다. 전문가 심사자는 개인적인 목적으로 원고를 보관해서는 안 되며, 심사를 완료한 후에는 원고를 폐기해야 한다. 논문심사 과정에서 동료나 교육 중인 제자의 도움을 받은 심사자는 편집인에게 제출하는 심사평 서류에 이들의 기여를 고지하여야 한다. 논문심사에 기여한 이들은 위에서 설명한 대로 원고의 기밀성을 유지해야 유지해야 하며, 이러한 이유로 기밀성이 보장될 수 없는 소프트웨어 또는 기타 AI 기술 사이트에 원고를 업로드하는 것이 금지될 수 있다. 심사자가 심사를 용이하게 수행하기 위해 AI 기술을 사용하려면 사전에 학술지에 허가를 요청해야 한다. 심사자는 AI가 잘못되거나 불완전하거나 편향될 수 있음에도 권위있어 보이는 척하는 결과물을 생성할 수 있음을 알고 있어야 한다.

전문가 심사자는 심사 의뢰를 받으면 수락 여부를 즉시 통보하고, 주어진 시한 내에 심사평을 제출하는 것이 바람직하다. 심사평은 건설적이고, 정직하고 정중해야 한다.

전문가 심사자는 투고논문의 평가에 편향을 일으킬 수 있는 이해관계와 활동이 있으면 이를 공표해야 하며 해당 원고의 심사를 반려해야 한다.

D. 학술지 소유주와 편집권의 독립

1. 학술지 소유주

학술지 소유주와 편집인은 공동 목표를 갖고 있지만, 책임과 권한이 다르고 이러한 차이는 상호 간에 갈등을 불러일으키기도 한다. 의학 학술지는 소유주와의 관계와 지배구조를 명확하게 공표해야 한다. 의학 출판은 기후 변화를 악화시키는 탄소 배출의 원인이 되며, 이는 인류의 안녕과 지구의 건강에 긴급한 위협이 된다. 편집인, 발행인, 학술지 소유자 및 다른 이해 관계자들은 탄소 순배출 제로를 달성하기 위한 목표로 탄소 배출을 줄이기 위한 즉각적인 전략을 개발하도록 함께 노력해야 한다. 편집인의 임면권은 편집인의 임면권은 소유주에게 있으며, 소유주는 편집인을 임명할 때 계약서에 편집인의 권리, 의무, 권한, 임용과 관련한 일반적인 사항, 갈등 발생 시의 조정 방법 등을 명확히 적시한다. 편집인으로서의 직무 수행은 상호 동의한 방법에 의해 평가할 수 있으며, 평가 항목에는 독자층의 확보에만 국한되는 것이 아니라, 원고 처리 시간, 학술지 관련 각종 지표, 기타 여러 가지 항목이 포함될 수 있다.

편집인의 면직은 학술적인 부정행위를 범했거나, 학술지의 장기 목표에 부합하지 않거나, 상호 동의한 평가 방법에 의해 직무 수행에 부적합하다고 판단되거나, 책임 있는 지위에 걸맞지 않는 부적절한 행동을 한 경우 등, 상당한 사유가 있을 때만 가능하다.

임명과 면직은 소수의 학술지 경영진 보다는 독립된 전문가 패널의 평가에 기초해야 한다. 이는 특히 면직의 경우에 필요하다. 과학계에서 언론의 자유가 중요한 가치로 평가되고, 학술지 소유주와 갈등이 있는 상황이 발생했을 때 이를 극복해야 하는 것이 편집인의 의무라고 흔히 일컬어지기 때문이다.

2. 편집권의 독립

ICJME는 세계의학편집인협의회(World Association of Medical Editors)의 편집권 독립에 대한 정의(http://wame.org/editorial-independence)를 그대로 수용한다. 이 정의에서 말하는 편집권 독립이란 편집위원장이 학술지의 내용과 출판 시기 등 편집과 관련한 모든 권한을 가지는 개념을 뜻한다. 학술지 소유주는 개별 논문의 심사, 선정, 출판 계획 및 편집 등에 직접적으로 간섭하거나 간접적으로 영향을 미칠 수 있는 환경을 조성해서는 안 된다. 편집인은 학술지의 상업적 측면이 아니라 연구의 타당성과 독자들 관점에서의 중요성에 맞추어 편집관련 결정을 내려야 한다. 편집인은 의학과 관련한 모든 부분에 대해(소유주의 상업적 목적과 상충하더라도) 불이익을 당할 우려 없이 자유롭게 책임 있는 비판을 할 수 있어야 한다.

또한 편집위원장은 광고 또는 별호 발행과 같은 후원자와 관련된 기사의 게재 여부, 학술지 제호 사용, 학술지 게재물에 대한 상업적 사용에 관한 일반적인 정책 등에 관한 최종결정권을 가져야 한다.

편집인이 편집 정책을 수립하고 관리하는 데 도움을 줄 수 있는 독립적이고 다양한 구성으로 이루어진 편집자문위원회를 설립할 것이 권장된다. 편집관련 결정과 잠재적인 논란의 소지가 있는 의견의 표현을 지원하기 위해 학술지 소유주는 편집인과 관련하여 법적 문제가 발생할 경우를 대비한 보험에 가입하고, 필요할 때는 언제나 편집인에게 법적 자문을 제공해야 한다. 법적 문제가 발생한 경우, 편집인은 즉시 법무 자문과 학술지 소유주 또는 발행인에게 통지해야 한다. 편집인은 ICMJE 정책에 따라 저자와 전문가 심사자(심사자 성명과 심사평)를 보호해야 한다(II.C.2.a 항 참조). 편집인은 뉴스 섹션과 소셜 미디어를 포함한 각종 매체에 실리는 소식을 점검하는 모든 조치를 취하고, 편집사무국 직원들로 하여금 상시적인 사건기록과 학술지 출판 전에 모든 이해 당사자들의 반응을 살피는 등의 저널리스트로서의 자세를 견지하도록 해야 한다. 진실과 공익을 뒷받침하는 이 같은 작업은 특히 명예훼손 같은 법적 혐의에 대비하는 데 적합하다.

실제적인 편집권의 독립을 위해서는 편집인은 위임경영자나 행정담당자가 아닌 소유 구조의 최고위층과 접촉할 수 있어야 한다. 편집인과 편집조직은 편집권 독립주의를 견지해야 하고, 편집권이 침해되면 국제적인 의료, 학술 및 일반 단체의 이목을 집중시켜야 한다.

E. 연구 대상자(Research Participants)의 보호

모든 연구자는 2013년 개정된 헬싱키 선언(www.wma.net/policies-post/wma-declaration-of-helsinkiethical-principles-for-medical-research-involving-humansubjects/)에 따라 인간대상 연구의 계획, 수행, 보고가 이루어지는 지 확인해야 한다. 저자들은 지역, 지방 또는 국가 규모의 독립적인 심의 기구(윤리위원회, 기관심의위원회 등)로부터 연구 수행에 대한 승인을 받아야 하며 편집자가 요청할 경우 이에 관한 문서를 제공할 수 있도록 준비해야 한다. 연구가 헬싱키 선언을 준수하면서 진행되었는지 의문이 들 경우, 저자는 연구 방법의 합리적 근거를 설명하고, 지방, 지역 또는 국가 규모의 심의 기구가 연구의 의심스런 부분에 대해 명시적으로 승인했음을 제시해야 한다. 책임 있는 심의 기구에 의한 승인이 편집자들이 연구의 수행이 적절했는지 여부를 스스로 판단하는 것을 무의미하게 만드는 것은 아니다.

환자는 사생활을 보호 받을 권리가 있으며, 이 권리는 고지에 입각한 동의서(informed consent, 이하 동의서로 약함)에 의하지 않고서는 침해될 수 없다. 이름, 이름의 머리 글자, 병록번호 등과 같은 개인정보는 논문의 서술부분, 사진, 가계도 등, 어떤 형태로도 출판할 수 없다. 단, 환자의 개인정보가 과학정보로서 필수불가결한 경우에는 출판하기 전에 환자, 환자의 부모 또는 보호자에게 설명하고 서면으로 동의서를 받아야 한다. 출판 예정인 원고를 환자에게 보여주면서 설명하고 동의를 받아야 하며, 저자는 환자에게 개인정보가 출판물뿐만 아니라 인터넷 등을 통해 공개될 가능성이 있다는 사실을 밝혀야 한다. 환자의 동의는 문서로 남겨야 하며 관련 법령에 따라 학술지나 저자 별로, 또는 양자 별로 각각 보관하여야 한다. 여기에 적용되는 법령은 지역에 따라 다르고, 학술지는 법령의 취지를 따라서 개별적인 관련 규정을 두어야 한다.

환자의 세부적인 신상은 꼭 필요한 경우가 아니면 공개해서는 안 된다. 환자의 익명성을 담보하기 어려운 가능성이 조금이라도 있으면 동의서를 받아야 한다. 예를 들어 사진에서 눈 주위를 가리는 정도로는 익명성을 보장할 수 없다. 환자의 정보를 익명으로 처리하는 경우, 저자는 이 같은 수정으로 인해 객관적 사실이 왜곡되지 않는다는 것을 보증해야 하고, 편집인은 원자료가 수정되었음을 밝혀야 한다.

학술지는 동의서와 관련한 규정을 투고규정에 반드시 포함시켜야 하며, 동의서를 받은 경우에는 게재하는 논문에 그 사실을 적시하여야 한다.

III. 논문 출판과 관련된 편집 및 출판 상의 문제들

A. 정정기사(Corrections), 논문 취소(Retractions), 재출판, 판본 관리(Version Control)

의도하지 않은 오류(honest error)는 과학과 출판의 한 부분이며, 오류가 발견되었을 때는 정정기사를 게재해야 한다. 정정기사는 사실 관계의 오류를 바로잡기 위해 필요하다. 논쟁이 있는 사안은 학술지의 인쇄본이나 온라인 판의 편집인에게 보내는 편지(letters to editor) 또는 독자통신(correspondence)을 통해, 또는 학술지 웹사이트에 의견을 게시함으로써 가장 적절하게 처리될 수 있다. 체계적 문헌고찰(systematic review)이나 임상진료지침(clinical guideline)에서 볼 수 있는 전작의 갱신본은 전작의 연작물로 보지 않고 하나의 새로운 출판물로 취급된다.

정정기사가 필요한 경우, 학술지는 다음과 같은 최소한의 규범을 따라야 한다.

- 학술지는 수정된 내용을 가능한 신속히 전작을 인용하여 상세하게 게재해야 한다. 정정기사는 적절한 색인을 위해 온라인 또는 인쇄본 상에 페이지 번호가 매겨진 문건(numbered print page)으로 목차에 포함되어야 한다.
- 학술지는 새로운 논문 판본을 수정된 부분의 상세한 설명과 수정 일자와 함께 게재해야 한다.
- 학술지는 전작을 포함한 모든 논문 판본을 보관해야 한다. 보관 자료(archive)는 독자가 직접 접근하거나, 요청을 하면 열람이 가능해야 한다.
- 전작의 온라인 판에는 갱신된 최신 판본이 있다는 사실을 눈에 잘 띄게 게재해야 한다.
- 인용은 가장 최신 판본으로 해야 한다.

코딩 문제 또는 계산 착오로 인해 발생한 오류는 논문 전체에 널리 퍼질 수 있으며(pervasive error), 논문 전체에 광범위한 부정확한 결과를 초래할 수 있다. 이와 같은 오류가 논문의 결과, 해석 및 결론의 방향이나 중요성에 변화를 줄 정도가 아닌 경우에는 위에서 언급한 최소 규범에 따라 정정기사를 게재해야 한다. 논문의 연구 결과와 결론을 무효화 할 정도로 심각한 오류가 발생하면 논문을 취소해야 할 수도 있다. 그러나 분류 오류나 계산 착오 등과 같은 의도하지 않은 오류가 논문의 결과, 해석 및 결론의 방향 또는 중요성에 큰 변화를 초래한 경우에는 논문 취소 후 재발행('교체'라고도 지칭)을 고려할 수 있다. 오류가 의도된 것이 아닌 것으로 판명되고, 기본적인 과학성이 유효하며, 수정된 논문이 추가 심의와 엄격한 편집 과정을 거쳐 승인되면 기존 논문은 취소하고, 설명과 함께 수정된 논문을 재발행 함으로써 과학적 논문으로서의 완전한 수정이 완성된다. 이와 같은 경우 변경된 내용과 정도를 보충 자료나 부록 등에 고시하면 완전한 투명성을 담보하는 데 도움이 된다.

B. 학술적 부정행위, 우려 표명(Expression of Concern), 논문 취소(Retraction)

학술 연구논문과 비학술 연구논문에서 학술적 부정행위는 자료 위조, 영상물의 기만적인 조작을 포함한 자료 변조, 표절 등에만 국한되지 않는다. 일부에선 임상시험과 기타 인간 대상 연구의 결과를 출판하지 않는 것도 과학적 부정행위로 간주한다. 이들 행위는 각각의 문제가 있지만, 서로 같은 성질의 것은 아니다. 각각의 상황은 관련이 있는 이해 당사자들의 개별적인 평가가 필요하다. 학술적 부정행위의 혐의가 있거나, 제출된 원고에 기술된 내용의 실행 여부나 진실성에 우려가 제기되는 경우, 편집인은 출판윤리위원회(Committee on Publication Ethics, 이하 COPE로 약함)와 같은 조직이 권고하는 조사 절차(http://publicationethics.org/resources/flowcharts)를 개시해야 하고, 이 절차가 끝날 때까지 해당 연구의 평가를 유보한다는 우려 표명을 게재할 수 있다. 만약 저자의 소속기관을 조사해야 하는 상황이면 편집인은 반드시 조사 결과를 찾아 독자들에게 그것이 적절했는지 알리고, 만약 부정행위로 판명이 나면 논문 취소를 게재해야 한다. 부정행위를 입증하지 못하는 경우가 있을 수 있지만, 이런 경우 독자에게 논쟁점을 부각시키기 위해 편집인에게 보내는 편지를 연속적으로 게재할 수 있다.

우려 표명이나 논문 취소는 단순히 편집인에게 보내는 편지가 아니다. 이들 기사에는 적절한 색인을 위해 명확한 표식을 붙이고, 온라인 또는 인쇄본 상에 페이지 번호가 매겨진 문건(numbered print page)으로 목차에 포함되어야 하며, 기사 제목에는 원전 논문의 제목을 포함시켜야 한다. 온라인판에서는 논문 취소와 원전 논문이 양방향으로 링크되어야 하고, 취소된 논문에는 초록, 논문 전문 및 PDF 파일 등 모두가 취소되었음을 알리는 명확한 표식을 붙여야 한다. 이상적으로는 논문 취소의 저자는 원전 논문의 저자와 동일해야 하지만, 그것이 불가능할 때는 어떤 조건 하에서 책임 있는 다른 인사에게 논문 취소를 받아낼 수도 있고, 편집인이 우려 표명이나 논문 취소의 단독 저자가 될 수도 있다. 논문 취소에는 해당 논문을 취소하게 된 사유가 기술되어야 하고, 해당 논문을 인용한 문헌이 모두 포함하여야 한다. 취소된 논문은 독자들이 판단할 영역으로 남겨두어야 하며, 해당 논문에는 취소된 논문이라고 명확히 표시해야 한다.

부정 논문이라고 밝혀지면 해당 저자의 전작 논문들도 그 타당성을 담보할 수 없다. 편집인은 해당 저자의 소속기관에 저자가 이전에 편집인의 학술지에 게재한 논문의 타당성을 검토해 달라고 요청하거나, 전작 논문까지 취소할 수도 있다. 이것이 불가능할 경우, 편집인은 해당 저자의 전작 논문의 타당성이 불명확하다는 우려 표명의 게재를 고려해야 한다.

연구진실성은 부적절한 연구 방법론에 의해서도 훼손될 수 있고, 이로 인해 논문 취소에 이르기도 한다. 논문 취소와 우려 표명에 대한 상세한 지침은 COPE의 업무 흐름도(http://publicationethics.org/resources/flowcharts)를 참조하면 된다. 취소된 논문의 인용을 방지하는 지침은 이 권고안 IV.A.1.g.i 항에 정리되어 있다.

C. 저작권

학술지는 출판할 논문의 저작권 형태를 명확히 하고, 학술지가 저작권을 보유하는 경우 음향 또는 영상 자료, 연구계획서, 원자료를 포함한 모든 형태의 내용물의 저작권 양도에 대한 학술지의 입장을 구체적으로 밝혀야 한다. 학술지는 저자에게 저작권 양도를 요구할 수 있다. 일부 학술지는 출판권의 양도를 요구하기도 한다. 일부 학술지는 저작권의 양도를 요구하지 않고 저작물 이용 약관(Creative Commons License)을 활용하기도 한다. 논문의 저작권 상태는 학술지에 따라 다르다. 공공기관의 직원이 업무의 일부로 작성한 문서와 같은 일부 저작물은 저작권 설정이 불가능하다. 편집인은 어떤 것에 대해서는 저작권을 포기할 수도 있고, 또 어떤 것에 대해서는 특정한 협정에 의해 보호받을 수도 있다.

D. 중복출판(Overlapping Publications)

1. 이중투고(Duplicate Submission)

저자는 둘 이상의 학술지에 동일 언어든, 다른 언어든 같은 원고를 이중으로 투고해서는 안 된다. 이러한 원칙의 근거는 하나 이상의 학술지에 이중으로 투고된 원고를 출판할 권리를 두고 학술지 간에 합의를 이루지 못할 수 있고, 학술지들이 이중으로 투고된 줄 모르고 동일한 원고에 대해 불필요하게 심사, 편집 및 게재할 가능성이 있기 때문이다.

2. 이중출판(Duplicate Publication)과 사전출판(Prior Publication)

이중출판은 이미 출판된 논문과 상당한 부분이 중복되는 논문을 전작에 대한 명백하고 가시적인 인용을 하지 않고 출판한 경우이다. 사전출판에는 공공 영역(public domain)에 정보를 공개하는 것도 포함될 수 있다.

저자와 학술지 편집인이 명백한 의도를 갖고 그 논문을 다시 출판하는 것이라는 설명이 없는 한(예: 역사적 의미가 있거나 과학사에 남을 획기적인 연구), 학술지 독자는 그들이 읽는 논문이 원저라고 믿을 권리가 있다. 이러한 입장은 국제저작권법, 윤리적 규범, 정보 자원의 효과적인 이용 등에 입각한 것이다. 특히 연구논문의 이중출판이 문제가 되는데, 하나의 연구 업적이 부당하게 중복 인정되거나 결과의 중요성이 부적절하게 부각되어 학술적 근거를 왜곡시키기 때문이다.

투고하는 원고가 이미 출판된 논문의 많은 부분을 포함하고 있거나 다른 학술지에 투고되었거나 게재 예정인 논문과 매우 밀접하게 연관된 내용을 포함하고 있는 경우, 저자는 투고 편지에 이 같은 사실을 밝히고, 편집인이 이 같은 원고를 처리하는 데 도움이 되도록 관련 문헌을 제공해야 한다(IV.B 항 참조).

이 권고안은 편집인에게 보내는 편지, 프리프린트(preprint), 또는 학술대회에서 게시된 초록이나 포스터와 같은 예비 보고(preliminary report)를 완성시켜 보고하는 논문은 이중출판으로 간주하지 않는다. ICMJE는 의료기술 평가기관, 의료 규제기관, 의료기기 규제기관 또는 기타 규제기관이 출판한 평가 보고서에 포함된 결과 또는 자료를 중복 출판으로 간주하지 않는다. 또한 학술대회에서 발표되었지만 아직 최종본으로 게재되지 않은 논문, 또는 학술대회 자료집이나 그 유사한 형태로 게재를 고려 중인 논문 등도 이중출판으로 간주하지 않는다. 학술 대회의 내용이 언론 보도를 통해 발표된 경우도 이중출판으로 보지 않지만, 추가적인 자료가 포함된 도표나 그림이 풍부한 보도인 경우에는 이중출판으로 간주될 수 있다. 그러나 저자는 학술대회에서 발표한 내용이 학술적 분야 밖으로 전파되는 것이 연구 결과물의 출판에 부정적인 영향을 미칠 수 있는 요인이 될 수도 있다는 것을 고려해야 한다.

자신의 연구물을 프리프린트 서버(preprint server)에 게시하려는 저자는 그것이 아직 전문가심사를 거치지 않은 것임을 나타내 주는 서버를 선택해야 하고, 저자의 이해관계와 활동에 관한 공시를 포함시켜야 한다. 저자는 연구물이 이전에 프리프린트 서버에 게시된 적이 있다면 학술지에 이를 알려야 할 책임이 있다. 또한 독자들의 관심이 후속 버전(최종 인쇄본도 포함)

을 향하도록 프리프린트를 개정하는 책임은 학술지 편집인이 아닌 저자에게 있다. 섹션 III.D.3 참조. 공중보건 당국에 의해 정의된 공중보건 비상사태가 발생할 경우 공중보건에 즉각적인 영향을 미치는 정보는 사전 공개로 인하여 추후 학술지 게재에 불이익을 받을 것이라는 우려 없이 전파되어야 한다. ICMJE는 편집인들이 저자들에게 유전자은행 정보와 같은 공개적 이용이 가능한 핵심 자료를 지체 없이 이용할 수 있는 우선권을 부여할 것을 권장한다.

게재가 결정되었으나 아직 출판되지 않은 논문이나 편집인에게 보내는 편지 등에 포함된 정보를 대중매체, 정부기관 또는 제조업체와 공유하는 것은 대부분의 학술지의 정책에 위배된다. 그러나 이와 같은 사전 공개는 새로운 중요한 치료법이 개발되었거나, 대중에게 시급히 알려야 할 중대 질환이 발생했을 때, 또는 약물, 백신, 기타 생물학적 제품, 의료기구 등의 심각한 부작용이 발생했을 때와 같이 공중보건에 심각한 위해를 초래할 수 있는 경우에는 정당화될 수 있다. 이러한 사전 공개는 인쇄물이든 온라인이든 논문 출판에 저해가 되지 않지만, 가능하면 사전에 편집인과 상의하고 동의를 구해야 한다.

ICMJE는 연구 결과(연구 대상자, 핵심 결과 및 부작용)를 간략한(500 단어) 구조화된 초록 또는 표로 제한하여 III.L 항에 명시된 기준을 충족하는 등록기관에 게시한 경우는 사전출판으로 간주하지 않는다. ICMJE는 저자에게 게시된 연구 결과가 아직 전문가심사 학술지에 게재되지 않았으며, 논문이 게재될 때에는 충분한 참고문헌 인용과 함께 연구 결과가 갱신될 수 있다는 점을 고지할 것을 권장한다.

여러 학술지의 편집인이 한 논문을 동시에 합동으로 게재하는 것이 공중보건에 있어서 최선의 이익이 될 것이라고 판단한 경우에는 동시 발행도 가능하다. 그러나 이런 경우 미국국립의학도서관은 동시에 게재된 모든 출판물을 별도로 색인 하므로 편집인은 동시출판이라는 점을 독자들에게 명확히 고지해야 한다.

저자가 사전고지 없이 이중출판을 시도한다면 투고된 원고는 즉각적으로 반려될 것이다. 편집인이 이중출판인 사실을 모르는 상태에서 원고가 이미 출판되었다면 해당 논문은 저자의 해명이나 동의와 상관 없이 취소될 수 있다.

COPE의 업무 흐름도(http://publicationethics.org/resources/flowcharts)는 중복출판의 처리에 관한 상세한 지침을 보여 준다.

3. 프리프린트(preprint)

프리프린트로서 저작물을 게시하면 전문가심사 및 그 저작물의 출판에 대한 학술지의 관심 또는 우선순위에 영향을 미칠 수 있다. 학술지는 프리프린트의 게시 및 인용과 관련된 그들의 정책을 '저자를 위한 안내 정보'에 명확하게 설명해 놓아야 한다. 저자는 프리프린트 서버에 저작물을 게시하기 전에 자신의 저작물을 제출하고자 하는 학술지의 정책에 익숙해져야 한다.

a. 프리프린트 문서 보관소 선택하기

프리프린트 문서 보관소는 생물의학 분야에서 계속 증가해오고 있다. 전문가심사에 앞서 과학적 발견을 배포하는 것에는 유익함과 유해함이 동시에 존재한다. 잠재적인 유익함을 극대화함과 동시에 잠재적 유해함을 최소화하기 위해서, 전문가심사를 받지 않은 저작물의 프리프린트들이 널리 공개되길 원하는 저자들은 다음과 같은 특징을 가진 프리프린트 문서 보관소를 선택해야 한다:

- 프리프린트란 전문가심사를 받지 않은 저작물임을 명확히 밝힌다;
- 저자로 하여금 이해 관계의 공개를 문서화하도록 요구한다;
- 저자에게 연구비 출처를 표시하도록 요구한다;
- 프리프린트 분서 보관서 사용자가 게시된 프리프린트와 관련된 우려 사항을 관리자에게 알릴 수 있는 명확한 프로세스를 마련한다 - 이를 위해서는 조회인들이 공개적으로 주석을 다는 기능을 갖추는 것이 바람직하다;

- 게시 철회된 프리프린트의 메타자료(metadata)를 유지관리하고 프리프린트의 철회 시기와 이유를 명시하는 철회 안내문을 게시한다;
- 저자로 하여금 프리프린트가 이후 논문으로서 전문가심사 학술지에 게재된 때를 표시할 수 있는 기전을 가진다.

b. 프리프린트 문서 보관소에 있는 원고를 전문가심사 학술지에 투고하기

저자는 학술지에 투고된 저작물이 프리프린트 서버에 게시되어 있는 경우 그 학술지에 알리고 게시가 투고 전에 발생했건 전문가심사 과정 중에 발생했건 프리프린트에 대한 링크를 제공해야 한다. 또한 원고 본문, 아마도 서론에서 프리프린트가 열람 가능하고 심사자가 해당 프리프린트에 접근할 수 있는 방법을 표시하는 것도 도움이 된다. 또한 프리프린트가 수정되어 정식 출판된 논문까지 포함하여 후속 버전이 있음을 안내하는 것은 저자의 책임이다(학술지 편집자의 책임이 아님). 저자는 프리프린트 문서 자료실에 출판된 버전의 논문이나 전문가심사 과정에서 학술지 피드백에 기반을 둔 수정 사항을 포함한 중간 과도기 버전을 올려놓아서는 안 된다.

c. 투고 원고에 프리프린트 인용하기

투고된 원고나 출판된 논문에서 프리프린트가 인용된다면, 그 인용은 프리프린트임을 분명히 나타내야 한다. 프리프린트가 전문가심사 학술지에 결국 출판된 경우, 저자는 가능한 프리프린트보다는 정식 출판된 논문을 인용하여야 한다. 학술지는 인용 정보 다음에 이어서 "프리프린트"라는 단어를 참고 문헌 목록에 포함하고, 본문에도 인용된 그 자료가 프리프린트임을 표시하도록 고려해야 한다. 프리프린트 문서 보관소가 DOI를 발행하는 경우, 인용은 프리프린트 및 DOI에 대한 링크를 포함해야 한다. 저자는 프리프린트로 게시되었지만 전문가심사 학술지에 전혀 출판되지 않고 있는 프리프린트를 참고 문헌에 등재하는 것에 각별히 유의해야 한다. 그러나 그에 관한 우려가 발행하는 시차는 논문의 주제와 인용의 구체적인 이유에 따라 다를 것이다.

4. 허용되는 이차출판

이미 다른 학술지나 온라인 판에 게재된 출판물의 이차출판은 정부기관과 전문 단체에 의해 만들어진 지침서(동일 언어뿐만 아니라 여러 언어를 포함하여)와 같이 중요한 정보를 가능한 광범위하게 전파하려 할 때 정당화될 수 있고, 어떤 면에서는 유익할 수도 있다. 특정한 이유로 이차출판이 필요한 경우에 다음 조건을 모두 충족하면 가능하다.

1) 저자는 원전을 출판한 학술지 편집인과 이차출판을 하려는 학술지 편집인 양쪽의 승인을 받아야 한다. 이차출판과 관련이 있는 학술지 편집인은 원전에 접근할 수 있어야 한다.
2) 원전 출판의 우선권은 편집인들과 저자 간에 출판 간격을 조정함으로써 존중되어야 한다.
3) 이차출판은 원전 논문과 다른 독자층을 대상으로 기획되어야 한다. 이 경우 축약본(abbreviated version)으로 충분할 수도 있다.
4) 이차출판 된 논문은 원전의 저자, 자료와 해석을 성실하게 그대로 반영하여야 한다.
5) 이차출판 된 논문은 독자, 전문가 심사자 및 여러 문헌관리 주체에게 해당 논문이 다른 곳에서 전부 또는 일부 출판되었음을 고지해야 한다. 예를 들어, 각주 등에 "이 논문은 처음 게재된 논문[논문 제목, 서지사항]의 연구에 기초하고 있다"와 같이 기술할 수 있으며 이차출판 된 논문에는 원전 논문이 인용되어야 한다.
6) 이차출판된 논문의 제목에 원전 논문의 이차출판(원본 또는 요약본의 재출판, 또는 번역본의 출판)이라는 것을 명기해야 한다. 미국국립의학도서관은 번역본을 이차출판으로 간주하지 않으며, 원전 논문이 게재된 학술지가 MEDLINE에 색인되어 있으면 번역본을 다시 인용하거나 색인하지 않는다.

같은 학술지가 한 논문을 동시에 여러 언어로 출판했을 때 MEDLINE

은 인용문헌의 서지사항에 존재하는 여타 언어본을 기록한다(예: Angelo M. Journal networking in nursing: a challenge to be shared. Rev Esc Enferm USP. 2011 Dec 45[6]:1281-2, 1279-80,1283-4. Article in English, Portuguese, and Spanish. No abstract available. PMID 22241182).

5. 동일 자료에 기반한 원고

만약 서로 다른 저자 또는 같은 저자가 공공 자료(public database) 또는 같은 자료를 이용한 체계적 문헌고찰이나 메타분석과 같이 동일한 자료를 분석한 원고를 투고한 경우, 분석 방법이나 결론 또는 분석 방법과 결론 모두 다를 수 있기 때문에 각각은 독립된 원고로 간주되어야 한다. 만약 자료 해석과 결론이 유사하면 편집인은 먼저 투고된 원고에 우선권을 주는 것이 합리적이지만 반드시 그럴 필요는 없다. 편집인은 이런 방식으로 중복되는 하나 이상의 원고를 게재할 수도 있다. 다른 방식의 분석 방법이 상호 보완적일 수 있고 모두 동일한 가치가 있을 수 있기 때문이다. 그러나 동일한 자료에 근거한 원고들은 투명성을 확보하기 위하여 동일한 자료로 이미 출판된 논문을 적절히 인용함으로써 별개의 논문으로 정당하게 인정되도록 서로를 충분하게 고려하여야 한다. 임상시험 자료의 이차 분석에는 원전 출판을 인용하고, 그것이 이차 분석과 그 결과라는 점을 분명히 밝혀야 하며, 원전 출판에 사용된 것과 같은 임상시험 등록번호를 사용해야 한다. 간혹 대규모 임상시험의 경우 동일한 시험대상 표본을 사용하면서도 연구설계 시에 여러 가지 세부연구목표를 개별적으로 출판할 목적으로 기획되기도 한다. 이 경우 모든 연구 결과 지표가 등록된 연구계획에 정의된 것이라면 저자는 등록된 한 가지 임상시험번호를 사용할 수 있다. 저자가 몇 가지 세부연구를 ClinicalTrials.gov 같은 등록기관에 별도로 등록한 경우에는 각각의 연구에 고유한 임상시험 번호를 부여 받아야 한다. 연구에서 가장 중요한 문제는 투명성이며, 어떤 실험 모델이 사용되더라도 독자가 명확하게 알 수 있어야 한다.

E. 독자통신(Correspondence)

의학 학술지는 독자들이 학술지에 실린 논문에 대한 논평, 질의, 비평 등을 개진할 수 있도록 독자통신란이나 온라인을 포함한 여러 가지 가능한 방법을 제공해야 한다. 독자통신란이나 온라인 포럼 등에서 논의가 된 논문의 저자는 같은 방법으로 비평 받은 사안에 대해 회신해야 할 의무가 있으며, 편집인은 해당 저자에게 비평에 대한 회신을 요청해야 한다. 비평을 제기한 저자에게는 해당 논문과 관련한 경쟁관계나 이해관계 여부에 대해 밝힐 것을 요청해야 한다.

독자통신은 원고 길이, 문법 교정, 서술 방식 등에 대한 편집이 필요할 수 있다. 그렇지 않으면, 편집인은 온라인 논평 시스템과 같은 방법으로 편집되지 않은 독자통신을 열람할 수 있도록 해주어야 한다. 이와 같은 논평은 추후에 페이지 번호가 부여되는 인쇄본 또는 온라인 판에 게재되지 않는 한 MEDLINE에 색인되지 않는다. 그러나 학술지는 투고된 독자통신을 관리하는 시스템을 운영하고, 그러한 사실을 독자들에게 알려야 한다. 편집인은 무례하거나, 부정확하고, 중상적인 논평을 걸러내기 위한 노력을 항상 기울여야 한다.

책임 있는 논쟁, 비평 및 의견 불일치는 과학에서 또 하나의 중요한 모습이며, 편집인은 자신이 발행한 출판물에 대해 자신의 학술지 내에서 이와 같은 담론이 오가는 것을 장려해야 한다. 편집인은 부적절하고, 흥미롭지 못하고, 타당성이 결여된 논평은 거절할 권리를 가지고 있지만, 다양한 의견의 개진을 허용하고 건전한 논쟁을 증진시킬 의무 또한 가지고 있다. 독자통신을 가능한 범위 내에서 관리하고 공정성을 유지하기 위해서는 게재된 논문에 대한 의견을 개진하고 그에 대한 토론을 할 수 있는 시한을 설정할 수도 있다.

F. 비용(Fees)

학술지는 재정 운영 방식에 대해 투명해야 한다. 투고 원고의 처리와 학술지 출판에 소요되는 제반 비용이나 수수료에 대해 잠재적 저자들이 원고를 투고하기 전에 쉽게 찾아볼 수 있도록 명확하게 게시하거나, 저자들이 투고할 원고를 준비하기 전에 저자들에게 설명하여야 한다(https://publicationethics.org/sites/default/files/principles-transparency-best-practice-scholarly-publishing.pdf 참조).

G. 별호(Supplements), 주제별 간행물(Theme Issues), 특별 연재물 (Special Series)

별호는 서로 관련이 있는 쟁점(issue)이나 주제(topic)를 다룬 논문을 묶어 발행하는 것으로 학술지와 별개로 독립적인 간행물로 발간하기도 하고, 정규 학술지의 일부로 발간되기도 한다. 일반적으로 출판비용은 발행인이 아닌 다른 후원자로부터 지원 받는다. 별호는 외부의 재정지원을 받기 때문에 주제와 선택과 관점 등에서 내용의 편향이 발생할 수 있다. 따라서 편집인은 다음과 같은 원칙을 채택해야 하며, 이는 재정지원자나 외부 편집인이 있는 주제별 간행물과 특별 연재물에서도 마찬가지로 적용된다.

1. 학술지 편집인은 저자와 전문가 심사자의 선정, 별호 내용의 결정을 포함하는 별호발간에 대한 정책과 발간 실무에 대하여 전적인 책임을 지며, 재정지원을 한 기관이나 단체가 편집에 관여하게 해서는 안 된다.
2. 학술지 편집인은 별호 발간을 위해 한 명 이상의 외부 편집인을 임명할 권한을 가지며, 그들의 업무에 대해 책임을 진다.
3. 학술지 편집인은 별호 원고에 대해 외부에 심사 의뢰를 할 수 있고, 외부 심사에 관계 없이 원고를 반려할 수 있는 권한을 가져야 한다. 이러한 조건은 별호 원고의 심사 전에 저자와 외부 편집인에게 고지

되어야 한다. 별호의 주제를 발의한 주체, 별호 출판의 재정지원자 및 별호에서 다루고 있는 재정재원자의 제품 등을 서문(introductory material)에 명확히 밝혀야 한다.

4. 별호의 광고는 정규 학술지와 같은 정책으로 관리하여야 한다.
5. 편집인은 독자가 별호의 페이지를 정규 학술지의 페이지와 쉽게 구별할 수 있도록 편집하여야 한다.
6. 학술지 편집인과 별호 편집인은 별호의 재정지원자로부터 개인적으로 지원이나 보수를 받아서는 안 된다.
7. 별호에서 이차출판 되는 논문은 원전 논문을 인용함으로써 쉽게 구별할 수 있어야 한다.
8. 이 권고안에서 기술하고 있는 저자됨과 이해관계의 고지와 관련한 원칙이 별호에도 적용되어야 한다.

H. 후원자(Sponsorship) 또는 동반자 관계(Partnership)

다양한 단체나 기관들이 후원자 또는 동반자 관계, 연석 회의, 그 밖의 여러 형태로 학술지 또는 편집인과 교류를 모색할 수 있다. 편집의 독립성을 담보하기 위해서는 "별호, 주제별 간행물, 특별 연재물"(III.G 항)은 위에서 기술한 대로 동일한 원칙에 의해 관리되어야 한다.

I. 온라인 출판(Electronic Publishing)

대부분의 의학 학술지는 현재 인쇄본 뿐만 아니라 온라인 상으로도 출판되며, 일부는 온라인 판으로만 출판되기도 한다. 인쇄본이든 온라인 출판이든 적용되는 원칙은 동일하며, 이 권고안은 양자에 동일하게 적용된다. 그러나 온라인 출판은 판본의 갱신이 가능할 뿐 아니라, 다음에 기술하는 것과 같은 링크 안정성과 서버에 저장된 내용물의 보관이 문제점으로 대두된다. 수정과 판본 관리에 대해서는 이 권고안 III.A 항에 상세히 기술되어 있다. 온라인 출판은 다른 웹사이트와 링크가 가능해서 학술지 외부 자료의 출처로 이동할 수 있는데 이 부분은 학술지 편집인이 관리할 수 없는 영역이다. 이러한 이유와 함께 다른 웹사이트에 링크된 것이 해당 사이트를 보증하는 것처럼 인식되기 때문에 학술지 웹사이트에서 다른 웹사이트로 링크를 설정할 때는 주의를 기울여야 한다. 학술지가 다른 웹사이트에 링크를 설정할 때 해당 웹사이트의 내용, 광고, 제품, 기타 대상에 대해 보증이나 책임이 없다는 것을 고지하여야 하고, 해당 웹사이트의 유용성에 대한 책임을 질 필요는 없다.

학술지 웹사이트, 독립적인 기록보관소 또는 기타 안전한 저장소에 게재 논문을 영구적으로 보존하는 것은 역사의 기록을 위해 필수적이다. 비록 개별 논문이 학술지 웹사이트에 게시되는 기간이 짧더라도 언제든 해당 논문을 내려 받을 수 있어야 하므로 학술지 웹사이트에서 한 논문을 전체로 삭제하는 것은 정당화될 수 없다. 이러한 기록보관소는 무료로 개방하든지 기록보관소 회원들에게 접근이 가능해야 하며, 다중으로 기록보관소를 만들어 두는 것이 좋다. 그러나 명예훼손 소송과 같은 법적인 사유로 삭제된 경우, 논문이 있던 인터넷 웹페이지주소(Uniform Resource Locator, URL)에 구체적인 삭제 사유를 게시해야 하고, 학술지의 내부 기록보관소에는 해당 논문을 보관하고 있어야 한다.

학술지의 모든 내용물을 영구적으로 보존하는 것은 학술지 발행인의 의무이며, 학술지가 폐간됐을 때는 그 내용물의 이용을 제공할 수 있는 제3자에게 모든 학술지 파일을 확실하게 이관시켜야 한다.

학술지 웹사이트는 학술지 사무국, 편집위원 명단, 투고규정과 같은 비논문 웹페이지(nonarticle webpage)에 마지막으로 갱신된 일자를 게시해야 한다.

J. 광고

대부분의 의학 학술지들은 광고를 게재하여 수입을 창출한다. 그러나 학술지가 광고에 지배되어서는 안 되며, 광고가 편집 결정에 영향을 미치는 것을 허용해서도 안 된다. 학술지는 광고에 대한 공식적이고 명백한 명문규정을 인쇄본과 디지털 파일(electronic version)로 가지고 있어야 한다. 최상의 정책은 광고가 동일한 제품을 포함하는 학술지 콘텐츠(editorial contents)와 함께 게재되는 것을 금지하는 것이다. 광고는 일반 기사와 쉽게 감별되어야 한다. 편집인은 인쇄본과 온라인 판의 광고 게재를 승인하고 광고 정책을 실행하는 데 있어 완전하고 최종적인 권한을 가져야 한다.

학술지는 건강을 침해한다고 증명된 제품의 광고를 게재하면 안 된다. 편집인은 각 나라마다 시행하고 있는 광고에 관한 기존 산업적 기준을 지키거나 학술지 자체 기준을 만들어야 한다. 법률로 규제할 필요가 있는 경우가 아니면 특정 조직이나 기관의 이해로 인하여 안내 광고(classified advertising)와 기타 간이 광고(nondisplay advertising)까지 통제해서는 안 된다. 편집인은 학술지 광고에 대한 모든 비판을 수용해야 한다.

K. 학술지와 대중매체

학술지는 대중매체와 상호작용을 통해 우선순위를 두고 경쟁하는 데 있어서 균형을 이루어야 한다. 일반 대중은 모든 학술지 콘텐츠에 정당한 관심을 가지며, 적절한 시간 내에 중요한 정보를 얻을 권리가 있고, 편집인은 이를 용이하게 할 의무가 있다. 그러나 충분한 전문가심사와 검증이 이루어지기 전에 대중매체가 연구 결과를 보도하면 부정확하고 성급한 결론을 확산시킬 우려가 있으며, 환자 진료에 임하는 임상 의사는 연구의 결론만 가지고 환자에게 조언 하기에 앞서 연구의 상세한 내용을 알고 있어야 한다.

이러한 정보 공개의 우선순위를 조정하고, 연구 결과가 학술지에 게재되기 전에 대중매체를 통하여 공개되는 것을 제한하기 위해 일부 국가와 일부 학술지들은 보도유예 제도(embargo system)를 도입하고 있다. 보도유예 제도는 신중하게 기사를 작성할 수 있는 시간이 부족한 상태에서 경쟁자들보다 먼저 기사를 송출해야 하는 부담을 줄여 주기 때문에 대부분 기자들이 환영하는 공평한 경쟁의 기회를 만들어 준다. 일반에 의학 정보를 공개하는 시기를 일관성 있게 관리하는 것도 경제적인 혼란을 막는 데 긴요할 수 있다. 일부 논문들은 금융시장에 큰 영향을 미칠 수 있는 정보를 담고 있기 때문이다. ICMJE는 보도유예 제도가 학술지의 이해에 치중되어 과학 정보의 신속한 전파를 저해한다는 사실을 인정하지만, 이 제도가 단점보다 장점이 더 많다고 믿는다.

다음과 같은 원칙을 인쇄본과 온라인 판에 동일하게 적용하면 편집인들은 대중매체와의 관계 설정에 도움이 될 것이다.

- 편집인은 연구자가 생산한 의학 정보를 전문가심사 학술지를 통하여 대중에게 질서 있게 전파할 수 있다. 이를 위해서는 심사 또는 게재 대기 중에 있는 원고는 일반에 공개하지 않겠다는 저자의 합의와 학술지가 출판될 때까지 연구 내용을 보도하지 않겠다는 대중매체의 협조를 얻어 내고, 이와 동시에 학술지는 보도 자료(press release)와 같은 방법으로 대중매체에 정확한 정보를 제공하는 데 협조하여야 한다.
- 편집인은 보도유예 제도가 상호 존중을 바탕으로 한다는 사실에 유념해야 한다. 즉, 법적인 강제나 공권력은 전혀 개입되지 않는다. 언론매체나 생의학 학술지 상당수가 보도유예 제도를 존중하지 않는다면 보도유예 제도는 바로 와해될 것이다.
- 연구자들이 자신의 연구 성과에 대한 믿음에도 불구하고, 명백하고 시급한 공중보건 상의 중요성으로 인하여 학술지에 완전한 논문으로 게재되기 전에 긴급히 보도해야 하는 의학 연구란 실제로 거의 없다. 만약 이러한 예외적인 상황이 발생하면 공중보건에 책임이 있는 적합한 기관이 이러한 정보를 임상 의사와 대중매체에 전파할 것인지를 결정해야 하고, 그 결정에 책임을 져야 한다. 사안에 관련된 원고가 특정 학술지에 투고된 상태라면 저자와 관계기관은 해당 학술지 편집인과 상의한 다음 대중매체에 공개하여야 한다. 학술지 편집인이 즉각적인 공개의 필요성을 인정하는 경우에는 출판 전 공개를 금하는 정책을 유보하고 예외로 취급한다.

- 출판 전 공개를 제한하는 정책은 학술대회에서 발표한 내용이나 논문 초록에는 적용되지 않는다(이중출판 항 참조). 학술대회에서 논문을 발표하는 연구자들은 기자들과 논문에 대해서 자유롭게 토론할 수 있지만, 공개적으로 발표된 것보다 더 상세한 정보를 제공하는 것은 자제해야 하고, 이와 같은 상세한 정보의 제공이 학술지 편집인이 저자의 연구 성과에 할당하는 우선순위에 미치는 부정적인 영향을 고려해야 한다(이중출판 항 참조).
- 논문 출판이 임박한 경우, 편집인과 편집사무국은 대중매체가 정보를 정확하게 전달하도록 보도자료를 제공하고, 질문에 답하며, 학술지를 미리 나누어 주고, 기자에게 적당한 전문가를 소개하는 등으로 협조하여야 한다. 이러한 협조의 제공은 대중매체가 보도 시기를 학술지의 발행 시기에 맞추는 데 얼마나 협조하느냐에 달려 있다.

L. 임상시험(Clinical Trials)

1. 등록

ICMJE의 임상시험 등록 정책은 ICMJE 웹사이트에 게시된 Updates and Editorials(www.icmje.org/news-and-editorials/)와 FAQs(www.icmje.org/about-icmje/faqs/)에 상세하게 기술되어 있다.

간단히 설명하면, ICMJE는 모든 의학 학술지 편집인들이 임상시험이 논문 게재를 전제로 할 때에는 임상시험에 환자를 참여시키기 전에 또는 시작할 때 공공 임상시험 등록기관에 임상시험을 등록할 것을 요청할 것을 권장한다. 자신의 학술지를 ICMJE 웹사이트의 ICMJE 지침을 준수하는 학술지 명단에 포함시켜 줄 것을 요청한 학술지 편집인은 이러한 명단에 포함되는 것이 ICMJE의 임상시험 등록 정책을 따라야 한다는 것을 의미한다는 점을 인식해야 한다.

ICMJE는 임상시험 등록 자료가 처음으로 등록기관에 제출된 일자를 임상시험 등록일로 사용한다. 등록 자료의 제출과 등록기관에 게시된 것 사이에 상당한 지연이 있을 때 편집인은 지연이 초래된 상황에 대해 질의할 수 있다.

ICMJE는 임상시험 대상자를 전향적으로 중재군(intervention) – 동시비교군(concurrent comparison)이 동반될 수도 있음 – 과 대조군(control)으로 배정하여 의학적 중재를 시행하고 그로 인한 건강관련 결과와 인과관계를 연구하는 것을 임상시험이라고 정의한다. 의학적 중재에는 생의학 또는 건강관련 결과를 개선시키는 데 사용되는 방법들, 즉 약제, 외과 수술, 의료용 기구, 행동치료, 환자교육 프로그램, 영양요법, 삶의 질 개선, 개호(process-of-care) 등이 포함된다. 건강 결과(health outcomes)란 환자와 임상시험 참여자에서 약물동태학적 지표나 부작용 같은 생의학 또는 건강과 관련한 지표를 말한다. ICMJE는 첫 번째 임상시험 대상자 등록시점을 정의하지는 않지만, 첫 참여자의 동의서를 받은 때로 하는 것이 가장 합리적이다.

ICMJE는 최소 24개 항목의 허용 가능한 임상시험 등록정보를 포함하는 WHO International Clinical Trials Registry Platform (ICTRP) (www.who.int/clinical-trials-registry- platform/network/whodata-set) 또는 WHO ICTRP에 자료를 제공하는 ClinicalTrials.gov의 기본 명부에 등재된 등록기관에 공개적인 접근이 가능하도록 등록한 임상시험을 인정한다. 이들은 등록기관으로서 여러 가지 기준에 합당하기 때문이다. 이들은 일반 대중이 무료로 이용할 수 있고, 전향적 임상시험을 계획하는 모든 연구자들에게 개방되어 있으며, 비영리 단체에 의해 관리되고 있고, 등록된 자료의 신뢰성을 담보할 수 있으며, 온라인으로 열람이 가능하다. 인정되는 등록기관은 임상시험 등록 시에, 그리고 첫 대상자 등록 전에 http://prsinfo.clinicaltrials.gov/trainTrainer/WHO-ICMJE-ClinTrialsgov-Cross-Ref.pdf 또는 www.who.int/clinical-trials-registry-platform에 게시된 24개의 필수 임상시험 입력자료 항목을 갖추고 있어야 한다. ICMJE는 24개 입력 항목 중 하나라도 빠졌거나, 정보가 불충분하게 기술되어 있는 경우, 또는 EU-CTR에 제출되는 1상 시험이나 기술 정보가 “lock box”에 위치하는 기기의 임상시험과 같이 임상시험 정보에 공개적으로 접근할 수 없을 경우 해당 임상시험은 부적절한 것으로 간주한다. ICMJE 정책을 준수하기 위해 ClinicalTrials.gov에 기기 시험을 등록하는 연구자는 기기 승인 전에 공개 게시를 선택하여 "lock box"에서 정보를 개방해야 한다. 지역, 지방 또는 국가 규모의 독립적인 심의 기구(예: 윤리위원회, 기관심의위원회)에서 받은 연구수행 승인은 ICMJE의 전향적 임상시험 등록 요건을 충족하지 못한다. 비록 필수적인 것은 아니지만, ICMJE는 저자들에게 연구 결과가 아직 전문가심사 학술지에 게재되지 않았으며, 연구 결과가 게재될 때에는 완전한 참고문헌의 인용과 함께 등록이 갱신될 수 있다는 고지문을 포함할 것을 권장한다. 임상시험 등록의 목적은 연구 성과의 선택적 게재와 선택적 보고 및 연구 역량의 불필요한 중복을 방지하며, 환자와 일반 대중이 흥미를 갖고 참여할 만한 임상시험이 계획되고 진행 중이라는 사실을 알리는 데 도움을 주고, 새로 제안된 연구에 대해 연구윤리위원회 구성원들이 고려 중인 연구에 적합한 유사 연구와 자료의 관점에서 해당 연구의 승인을 판단하는 데 도움을 주고자 하는 데 있다. 원고 제출 시에 임상시험을 등록하는 경우와 같은 후향적 등록은 이런 목적과 부합하지 않는다. 이 부분은 관찰연구(observational study)와 같은 다른 형태의 연구에도 적용할 수 있다. 따라서 ICMJE는 임상시험이 아닌 연구의 등록도 권장한다. 그러나 임상시험이 아닌 연구에서는 노출(exposure) 또는 중재가 개입되지 않으므로 ICMJE는 이를 강제하지 않는다.

모태가 되는 1차 임상시험(primary clinical trial)의 이차적인 자료 분석은 독립된 임상시험으로 등록되어서는 안 되며, 1차 임상시험의 등록번호를 사용해야 한다.

ICMJE는 저자들이 임상시험 등록기관에 보고된 종합 임상시험 결과와 관련한 연구비 및 관리 기관이 정하는 요건을 확실하게 충족시킬 것을 권장한다. 학술지에 게재된 연구 결과와 등록기관에 보고되어 있는 내용 간에 불일치가 있을 경우, 이를 소명할 책임은 학술지 편집인이 아닌 저자에게 있다. ICMJE는 연구 결과(임상시험 대상자와 기본 특성, 1, 2차 결과, 부작용)를 간단한(500 단어) 초록 또는 표로 제한하여 앞서 기술한 기준을 충족하는 등록기관에 게시한 경우는 사전출판으로 간주하지 않는다.

ICMJE는 학술지가 논문을 출판할 때 임상시험 등록번호를 초록의 말미에 기술할 것을 권장하며, 등록번호가 있는 임상시험에 대해서는 보고하고 있는 임상시험이나 원고에서 언급하고 있는 다른 임상시험의 약어(acronym)를 처음으로 사용할 때 등록번호를 기술할 것을 권장한다. 편집인은 임상시험을 적절하게 등록하지 못한 것과 연관된 상황이 편향된 보고로 이어진 것인지 아니면 편향된 보고를 의도한 것이었는지 고려할 필요가 있다. 임상시험 사전 등록의 중요성 때문에 이러한 정책에 예외가 발생하는 경우, 반드시 임상시험을 등록하고 저자는 임상시험 등록이 완성된 시점과 지연된 사유를 출판 시에 밝혀야 하며, 편집인은 예외가 허용된 사유를 고지해야 한다. ICMJE는 이러한 예외는 드물어야 하며, 임상시험을 사전에 등록하지 않은 저자는 논문 투고가 거부당할 위험을 감수해야 한다는 점을 강조한다.

2. 자료 공유(Data Sharing)

ICMJE의 자료 공유 선언 정책은 ICMJE 웹사이트의 Updates and Editorials(www.icmje.org/update.html)에 자세히 기술되어 있다.

1. 2018년 7월 1일 부로 임상시험 결과를 보고하는 ICMJE 회원 학술지에 투고할 때는 아래 기술하는 자료 공유 선언문(Data Sharing Statement)을 포함해야 한다.
2. 2019년 1월 1일 이후 대상자 등록을 시작하는 임상시험은 임상시험 등록 시에 반드시 자료 공유 계획을 함께 제출하여야 한다. 임상시험 등록과 관련한 ICMJE의 정책은 www.icmje.org/recommendations/browse/publishing-and-editorial-issues/clinical-trial-registration.html에 설명되어 있다. 임상시험 등록 후 자료 공유 계획에 변동사항이 발생하였을 경우, 이를 논문 투고 시에 자료 공유 선언문에 반영하여 출판하여야 하며, 임상시험 등록 기록을 갱신해야 한다.

자료 공유 선언문에는 반드시 다음과 같은 내용이 포함되어야 한다: 개별적인 익명화된 대상자(deidentified participant) 자료(자료 사전 포함)를 공유할 것인가("결정되지 않음"은 수용 불가); 어떤 자료를 공유할 것인가; 어떤 추가, 관련 자료(연구계획, 통계 처리 계획)를 제공할 것인가; 자료 공유는 언제부터 시작하고 얼마 동안 지속할 것인가; 어떤 기준 – 대상자, 분석 방법, 접근 방식(mechanism) – 으로 자료에 접근하게 할 것인가? 이상의 필수 요건을 충족하는 자료 공유 선언문의 실례가 되는 보기를 아래 표에 제시하였다. 공유 자료를 이용하여 2차 분석을 하는 연구자는 제안한 이용 목적에 맞게 이용하고 있음을 입증해야 하며, 자료를 생산하고 그것을 지원했던 연구를 검색할 수 있도록 허용한 연구자에게 적절한 신뢰를 제공하기 위해 항구적이고 고유한 식별자를 이용하여 자료의 출처를 참조할 수 있게 하여야 한다. 또한 2차 분석이 이전 분석과 어떻게 다른지 완전하게 설명해야 한다. 임상시험 자료를 생산하고 공유를 허용하는 연구자는 그들의 노력으로 인해 상당한 인정을 받을 자격이 있다. 다른 연구자가 수집한 자료를 이용하는 연구자는 자료를 수집한 연구자와 협동 연구를 모색해야 한다. 협동 연구가 항상 가능하거나, 실용적인 것은 아니며, 원하지 않을 수도 있으므로 연구 자료를 생산한 연구자의 노력은 반드시 인정되어야 한다.

표 ICMJE의 필수 요건을 충족하는 자료 공유 선언문 예시*

구성요소	예 1	예 2	예 3	예 4
익명화된 대상자의 개별 자료(자료 사전 포함)를 공유할 것인가?	그렇다	그렇다	그렇다	아니다
어떤 자료를 공유할 것인가?	임상시험 동안 수집된 모든 익명화된 대상자의 개별 자료.	논문에 보고된 결과에 기초가 되는 익명화된 개별 자료(본문, 표, 그림, 부록)	논문에 보고된 결과에 기초가 되는 익명화된 개별 자료(본문, 표, 그림, 부록)	해당 사항 없음
어떤 문서를 추가적으로 제공할 것인가?	연구계획, 통계 분석 계획, 동의서 양식, 임상연구 보고서, 분석 코드	연구계획, 통계 분석 계획, 분석 코드	연구계획	해당 사항 없음
자료 공유는 언제 가능한가?(개시, 종료일)	출판 즉시. 종료일 없음	출판 후 3개월 후부터 가능. 5년 후 종료	출판 후 9개월 후부터 가능. 35년 후 종료	해당 사항 없음
누구와 공유할 것인가?	자료 접근을 원하는 모든 사람	방법론적으로 건전한 제안을 하는 연구자	자료 사용을 제안한 연구자가 이러한 목적으로 확인된 독립적인 심의 기구(learned intermediary)의 승인을 받은 연구자	해당 사항 없음
분석 유형의 목적은 무엇인가?	모든 목적을 위하여	승인된 연구계획서의 목적을 달성하기 위하여	연구 대상자의 개별 데이터를 이용한 메타분석을 위하여	해당 사항 없음
어떤 방식으로 의해 데이터를 이용하게 할 것인가?	(링크 주소)에서 무제한 이용이 가능하다.	데이터 접근을 승인 받기 위해서는 제안서를 특정 사이트(예, xxx@yyy)에 보내어 데이터 접근 동의를 얻어야 한다. 데이터는 제3자의 웹사이트(링크 주소)에서 5년간 사용할 수 있다.	제안서는 출판 후 36개월까지만 접수할 수 있다. 36개월 후에는 우리 대학의 데이터 웨어하우스에서 이용할 수 있지만, 축적된 메타데이터 외에 다른 연구자의 지원을 받을 수 없다. 제안서 제출과 데이터 접근에 관한 정보는 (링크 주소)에서 볼 수 있다.	해당 사항 없음

*이들 예시는 자료 공유에 필요한 요건의 범위를 보여주는 것으로 모든 요건을 포함하는 것은 아니다.

IV. 원고 준비와 투고

A. 의학 학술지에 투고하기 위한 원고의 준비

1. 일반 원칙

원저 연구논문의 본문은 대체로 서론(Introduction), 방법(Methods), 결과(Results) 그리고 고찰(Discussion)이라는 부분으로 구성된다. 이를 소위 "IMRAD" 구조라고 하며, 임의로 만든 출판 형식이 아니라 과학적인 연구 과정을 반영하여 구성된 것이다. 논문 내용을 조금 더 조직적으로 정리하기 위해 각각의 장 내에서 부제목으로 다시 구분할 필요가 흔히 발생한다. 메타분석과 같이 특정 유형의 논문은 원저 논문과 다른 구성 형식을 필요로 할 수 있으며, 증례보고, 종설(review article), 사설(editorial) 등은 덜 구조화되거나 비구조화된 형식을 취할 수 있다.

온라인 출판의 형태에서는 세부적인 부분 또는 하나의 장 전체를 추가할 수 있고, 정보를 누적해 나아갈 수 있으며, 여러 논문의 교차연결이나 추출도 가능하게 하는 등, 온라인 판만이 갖는 장점이 있다. 온라인 판에서만 볼 수 있는 보충 자료도 심사를 위해 일차 원고의 투고 시 함께 제출되어야 한다.

2. 특정한 연구계획을 위한 보고 지침(Reporting Guidelines)

보고 양식 지침은 여러 가지 연구설계(study design)를 위하여 개발되었다. 예를 들어 무작위 임상시험을 위한 CONSORT(http://www.consort-statement.org), 관찰연구를 위한 STROBE(http://strobe-statement.org/), 메타분석을 위한 PRISMA(http://prisma-statement.org), 진단법의 정확성(diagnostic accuracy)을 위한 STARD(http://www.equator-network.org/reporting-guidelines/stard/) 등이다. 이러한 보고 지침은 저자들이 수행한 연구를 상세하게 기술하고, 편집인, 전문가 심사자, 독자 및 다른 연구자들이 해당 연구를 평가하는 데 도움을 주기 때문에 학술지 편집인은 저자들에게 이러한 보고 지침을 따를 것을 요청해야 한다. 저자는 연구 설계, 자료 분석, 결과 및 결과 해석에서 성별 정보를 혹은 생물학적, 사회적 성별 정보를 보고하기 위한 SAGER(Sex and Gender Equity in Research) 지침을 참조하는 것이 좋다. 종설을 투고하는 저자는 문헌을 수집, 선택하고, 자료를 추출하고, 결과를 도출한 방법을 기술해야 하며, 이는 체계적 문헌고찰에서 필수적이다. 여러 가지 보고 지침을 찾아볼 수 있는 가장 좋은 웹사이트는 EQUATOR Network (http://www.equator-network.org/home)와 미국국립의학도서관의 Research Reporting Guidelines and Initiatives(http://nlm.nih.gov/services/research_report_guide.html)이다.

3. 원고의 구성(Manuscript Sections)

다음은 모든 종류의 연구 형태와 원고 형식의 각 장에서 기술되어야 할 일반적인 요건들이다.

a. 표지(Title page)

논문과 저자에 관련된 일반적인 정보를 원고 표지에 기술한다. 일반적으로 논문 제목, 저자 정보, 면책 선언, 연구지원자 정보, 글자 수 등이 포함되며, 가끔 표와 그림의 개수를 기술하기도 한다.

논문 제목: 제목은 전체 논문을 압축적으로 표현한 것으로 초록과 함께 논문 검색에 용이하도록 특징적이고 고유한 정보를 담아야 한다. 일부 학술지는 특정 형태의 연구인 경우 제목에 해당 연구 형태에 대한 정보를 포함할 것을 요구하고 있으며, 이는 보고 지침에서도 권장하는 사항으로 특히 무작위 임상시험과 체계적 문헌고찰이나 메타분석에서 중요하다. 일부 학술지는 글자와 공배를 합해 40자 이내의 축약 제목을 원고의 표지에 기술하거나 온라인 상에서 별도의 항목으로 입력할 것으로 요청하기도 한다. 온라인 투고 시스템은 제목의 글자 수를 제한하기도 한다.

저자 정보: 각 저자의 최종 학력과 연구가 수행된 기관과 부서명이 정확히 기술되어야 한다. 그러나 일부 학술지는 저자의 최종 학력은 기술하지

않기도 한다. 대부분의 온라인 투고 시스템은 저자 주소와 전자메일을 포함한 전체 연락처를 입력할 것을 요구하지만 원고 표지에는 책임저자의 주소, 전화 번호, 팩스 번호 및 전자메일 주소 등을 기술한다. 또한 ICMJE는 저자의 ORCID(Open Researcher and Contributor Identification) 명단을 기재할 것을 권장한다.

면책 선언: 예로써 투고된 원고에 표현된 견해는 저자 자신의 주장이지 연구가 수행된 기관 또는 연구 지원자의 공식 견해가 아니라는 것을 선언하는 것을 들 수 있다.

연구지원 정보(source of support): 연구비, 실험 설비, 약제, 기타 연구 수행 또는 논문 작성에 필요한 지원 등에 대하여 기술한다. 연구비 출처 및 소속의 부적절한 귀속은 피해야 한다.

글자 수: 초록, 감사의 글, 표, 그림 설명문, 참고문헌 등을 제외한 본문의 글자 수는 편집인과 전문가 심사자에게 해당 논문에 담긴 정보가 논문의 길이에 합당하는지, 원고가 학술지의 형식과 글자 수 제한에 적당한지를 판별할 수 있도록 해준다. 본문의 글자 수와 별도로 초록의 글자 수도 같은 이유로 유용하다.

표와 그림의 개수: 일부 학술지는 해당 파일을 업로드 하기 전에 제출하는 표와 그림의 숫자를 기술할 것을 요구한다. 이는 편집진과 전문가 심사자들이 모든 그림과 표가 실제로 원고에 포함되었는지 쉽게 알 수 있도록 하고, 표와 그림은 상당한 공간을 차지하기 때문에 그림과 표에 제시된 정보가 원고의 길이에 합당한지, 전체 원고가 학술지의 글자 수 제한에 적당한지를 판별하는 데 도움을 준다.

이해충돌 선언: 각각의 저자들의 이해충돌에 관련된 정보는 원고의 한 부분으로 구성되어야 한다. 학술지들은 관련 정보를 제출 받고 이를 어디에 게시할 것인지에 대한 기준을 만들어야 한다. ICMJE는 ICMJE 회원 학술지들이 사용할 수 있도록 통일된 공시 양식(http://www.icmje.org/coi_disclosure.pdf)을 개발하였으며, 다른 학술지들에게도 이 양식을 채용할 것을 권장한다. 이러한 양식이 이용 가능함에도 불구하고 편집인은 편집관련 결

정을 내리기 전에 각 저자들로부터 공시 양식을 수집하는 작업을 줄이고, 전문가 심사자와 독자들이 각 저자들의 양식을 읽어야 하는 수고를 덜기 위해 원고의 표지나 기타 공시란(Disclosure section)에 저자의 이해관계와 활동을 기술할 것을 요구할 수도 있다.

b. 초록(Abstract)

원저, 체계적 문헌고찰, 메타분석 등은 구조화된 초록이 요구된다. 초록에는 연구의 배경, 목적, 기본적인 방법(연구 대상의 선정, 연구 설정[setting], 측정 방법, 분석 도구), 주요 결과(가능하면 구체적인 효과의 크기, 통계학적 및 임상적 의의 포함) 및 주요 결론 등이 포함된다. 새롭고 중요한 연구 성과와 소견을 강조하고, 중요한 제한점을 기술하되 결과를 과장해서는 안 된다. 임상시험의 초록은 CONSORT 그룹이 필수사항으로 요구하는 항목을 포함해야 한다(http://www.consort-statement.org/resources/downloads/extensions/consort-extension-for-abstracts-2008pdf/). 연구비 출처는 초록의 말미에 본문과 분리해서 기술하여 눈에 잘 띄게 하고 MEDLINE 검색에 색인되도록 해야 한다. 연구비를 받았다는 기술에는 연구작업에 대한 직접적인 지원만 포함되어야 한다. 연구작업에 저자가 들인 시간에 대한 기관의 일반적인 지원은 작업에 대한 직접적인 전반적 연구비 지원과 구별되어야 한다. 연구비를 받았다는 기술의 적절한 예는 다음과 같다: "이 연구는 ABC에 의해 연구비 지원을 받았고, XYZ의 지원에 의해 F 박사는 연구 작업에 자신의 시간을 쏟을 수 있었다."

초록은 많은 디지털 데이터베이스에서 색인되어 있는 논문에서 유일한 핵심 요소이고, 초록만 읽는 독자들도 많은 만큼 저자는 초록이 논문을 정확하게 반영하도록 작성하는 데 주의를 기울여야 한다. 그러나 유감스럽게도 많은 초록이 본문을 충실하게 반영하지 못하는 것이 사실이다. 저자와 편집인은 심사와 수정 과정에서 초록과 본문 간에 내용이 서로 일치하는지 주의를 기울여야 한다. 구조화된 초록 형식은 학술지에 따라 다르고, 일부 학술지는 하나 이상의 형식을 요구하기도 하므로 저자는 투고하는 학술지의 양식을 따라서 충실하게 초록을 작성하여야 한다. ICMJE는 초록 말미에 임상시험 등록번호를 기재할 것을 권장한다. 또한 ICMJE는 등록번호가 있는 임상시험에 대해서는 보고하고 있는 임상시험이나 원고에서 언급하고 있는 다른 임상시험의 약어를 처음으로 사용할 때 등록번호를 기술할 것을 권장한다. 자료가 공공 저장소에 저장되어 있고 이차 분석에 사용될 수 있는 경우에는 저자는 초록 말미에 항구적이고 고유한 자료 식별자, 번호 및 저장소 이름을 기술해야 한다.

c. 서론(Introduction)

연구의 배경(논문에서 제기하는 학술적인 문제의 성격과 중요성)을 기술한다. 특정한 연구 목적이나 목표, 또는 실험이나 관찰에 의해 검증하고자 하는 가설을 기술한다. 서론에는 꼭 필요한 참고문헌만 인용하고, 연구에서 나온 결과 또는 결론은 기술하지 않는다.

d. 방법(Methods)

방법 부분을 기술하는 원칙은 연구에서 사용된 특정한 방법을 선택한 이유와 과정을 명확하게 기술해야 한다는 것이다. 방법 부분은 자료에 접근할 있는 다른 연구자가 동일한 결과를 재현할 수 있을 정도로 상세하게 기술하는 것을 목표로 해야 한다. 일반적으로 연구계획이나 연구계획서가 작성될 시점에서의 정보만을 기술하고, 연구를 진행하면서 얻어진 모든 정보는 결과 부분에 기술한다. 연구 수행을 보조하기 위한 계약(예: 자료수집과 관리 등)을 맺거나 보수를 지불한 기관이 있으면 상세하게 기술하여야 한다.

방법 부분에는 연구가 독립적인 지방, 지역 또는 국가 규모의 심의 기구(예: 윤리위원회, 기관심의위원회)에 의해 승인되었음을 기술해야 한다. 연구가 헬싱키 선언을 준수하면서 진행되었는지 의심스러우면 저자는 연구 방법의 합리적 근거를 설명하고, 지방, 지역 또는 국가 규모의 심의 기구가 연구의 의심스런 부분에 대해 명시적으로 승인했음을 제시해야 한다(II.E

항 참조). 연구를 수행하기 위해 AI 기술을 사용한 경우, 저자는 '방법'에서 사용한 상세 내역을 자세히 기술해야 하는데 이는 저자가 사용한 접근법을 재현할 수 있게 하기 위함이다. 그 내역에는 어떤 AI 도구를 사용했는지, 그 버전 및 할 수 있으면 어떤 프롬프트로 질문을 했는지 등을 포함한다.

i. 연구 대상의 선택과 서술

관찰이나 연구 대상(대조군을 포함한 건강한 개체 또는 환자)의 선택 또는 배제기준을 포함한 선정방법과 대상군의 특성을 명확히 기술한다. 연구 설계 단계에선 나이, 성별, 인종 등의 변수가 적절한지가 항상 불분명하기 때문에 저자들은 대표성을 가진 대상이 연구에 포함될 수 있도록 노력해야 하고, 최소한 연구 대상에 대한 정보 및 기타 적절한 인구통계학적 변수를 제시해야 한다. 저자는 연구 샘플이 더 큰 규모의 관심 모집단에 대해 얼마나 대표성이 있는지에 대해 의견을 달아 놓도록 한다.

성별을 기술할 때에 생물학적 요인을 나타내는 sex와 정체성, 정신사회학적 또는 문화적 요인을 나타내는 gender라는 용어를 정확히 구분하여 사용한다. 부적절한 경우가 아니라면 연구 대상자의 sex 및/또는 gender와 동물 또는 세포의 sex를 기술하고, sex와 gender를 구분하는 방법을 정의한다. 만약 연구 대상이 배타적인 집단(예: 한 가지 성으로만 구성된 경우)만 포함하고 있을 때는 전립선암처럼 명백한 경우가 아니면 그 사유에 대한 근거를 밝혀야 한다. 민족 또는 인종을 구분한 방법을 정의하고 그 타당성을 밝혀야 한다. 인종 또는 민족 정보가 수집되지 않은 경우, 왜 수집되지 않았는지 설명한다. 인종 및 민족성은 생물학적 구성 요소가 아닌 사회적이며, 저자는 그 맥락에서 인종 및 민족성과 관련된 결과를 해석해야 한다. 저자는 중립적이고 정확하고 정중한 언어를 사용하여 연구 대상자의 특성을 서술하고, 연구 대상자에게 피해를 줄 수 있는 용어의 사용을 삼가야 한다.

ii. **기술 정보**(Technical Information)

연구의 주요 목적과 이차 목적을 특정한다. 이들은 대개 일차 및 이차 결과로 확인된다. 다른 연구자들도 재현할 수 있을 정도로 방법, 기자재(괄호 안에 제조사 및 주소를 기술) 및 과정을 상세하게 기술한다. 통계검정 방법을 포함하여 기존에 확립된 방법에 대해선 참고문헌을 제시한다. 통계검정 방법은 이전에 발표된 방법이라도 잘 알려져 있지 않은 경우에는 간단한 설명과 함께 참고문헌을 제시하고, 새롭거나 실질적으로 변형된 방법인 경우 그 방법을 사용한 근거를 제시하고 제한점을 고찰한다. 사용된 약제와 화학물질은 일반명(generic name), 용량, 투여방법을 포함하여 정확하게 기술한다. 적절한 학명과 유전체명을 사용한다.

iii. **통계**

연구 내용을 이해할 만한 독자가 연구 자료를 접했을 때 연구의 적절성을 판별하고 논문에 나타난 결과를 확인할 수 있을 정도로 통계검정 방법을 자세하게 기술하여야 한다. 가능하면 연구 소견을 정량화하고, 측정 오차 또는 불확실성의 정도(예: 신뢰구간 등)를 표시하는 지표를 같이 제시한다. 연구 결과의 효과와 추정치의 정밀성과 관련한 중요한 정보는 제시하지 않고 단순히 통계학적 가설검정만을 위한 P값에만 의존하는 일은 피해야 한다. 연구계획과 통계검정에 대한 참고문헌은 가능하면 표준적인 방법인 것이어야 한다. 통계용어, 약어, 기호를 설명하고, 통계검정에 사용한 프로그램명과 판본을 기술한다.

e. 결과(Results)

연구 결과는 본문, 표, 그림에 중요한 주요 결과를 먼저 기술한 다음, 논리적인 순서에 따라 기술한다. 표나 그림의 내용을 전부 본문에 반복하여 기술하지 말고, 중요한 관찰 소견만을 강조하거나 요약한다. '방법' 부분에서 서술한 모든 일차 및 이차 결과를 기술한다. 보충 자료나 상세한 기술 정보는 부록(appendix)에 기술하거나, 학술지 온라인 판에만 게재함으로써 본문의 흐름을 방해하지 않고 쉽게 읽을 수 있도록 한다.

측정된 자료는 절대치로부터 도출된 값(예: 퍼센트)뿐만 아니라 절대치를 같이 기술한다. 표와 그림은 논문에서 쟁점이 되는 부분을 설명하고 뒷받침할 자료를 제시하는 데 필요한 것으로 한정한다. 항목(entry)이 많은 경우에는 표 대신 그래프로 작성하고, 같은 자료를 표와 그래프로 중복하여 제시하지 않는다. "무작위(random)", "정상(normal)", "유의한(significant)", "상관성(correlations)", "표본(sample)" 등과 같은 전문 통계용어를 비전문적으로 부적절하게 사용하지 않는다.

나이와 성별 같은 인구통계학적 변수는 계층별로 자료가 축적되어 여러 연구 간에 좋은 자료로 활용되기 때문에 변수별로 제시하는 것이 일반적이며, 만약 변수별로 층화시켜 제시할 필요가 없는 경우에는 그 사유를 설명해야 한다.

f. 고찰(Discussion)

고찰은 주요 연구 결과를 간략히 요약하고, 이들 결과에 대한 해석 또는 가능한 기제를 논의하는 것으로 시작하는 것이 좋다. 연구의 참신성과 중요성, 그리고 그로부터 얻은 결론 등을 가장 유용한 근거에 입각하여 강조한다. 연구의 한계를 설명하고, 연구 결과가 향후 연구와 임상 진료 또는 정책에 미치는 의의를 고찰한다. 적절한 문맥에서 sex와 gender와 같은 변수가 연구 결과에 미치는 영향 또는 관련성과 자료의 제한점을 고찰한다. 서론이나 결과 부분 등 원고의 다른 부분에 기술한 상세한 자료나 기타 정보를 반복하여 서술하지 않는다.

결론을 연구 목표와 연관시키되 검증되지 않은 가설을 기초로 서술하지 말아야 하고, 뒷받침할 자료가 없는 결론은 피한다. 특히 임상적 의의와 통계학적 의의를 구분하여 기술하고, 연구 내용이 경제적인 문제와 관련한 자료와 분석을 다루고 있지 않는 한, 경제적으로 또는 비용 면에서 유리하다는 등의 서술은 피해야 한다. 선취권을 주장하는 문장을 피하고, 완료되지 않은 연구를 암시하는 듯한 서술은 하지 말아야 한다. 근거가 있으면 새로운 가설이나 이론을 주장하되 가설임을 분명히 밝혀야 한다.

g. 참고문헌(References)

i. 일반적인 고려사항

저자들은 가능한 한 원저 연구의 출처가 되는 참고문헌을 제시해야 한다. 가능한 한 초록보다는 출판된 논문들에 대한 참조가 이루어져야 한다. 참고문헌은 저자, 편집인, 전문가 심사자들의 사익 추구를 위해 이용되어서는 안 된다. 저자들은 약탈적 또는 가짜 학술지에 게재된 논문을 인용해서는 안 된다. 프리프린트가 인용될 때는 그 참고문헌이 프리프린트임을 분명히 표시해야 한다(섹션 III.D.3 참조). 종설이 항상 원저의 내용을 정확하게 전달하는 것은 아니기 때문에 종설에 인용된 참고문헌은 독자에게 원저 문헌으로 안내하는 효과적인 수단이 될 수 있다. 한편 해당 주제에 대하여 너무 많은 문헌을 열거하면 인쇄본의 공간을 과다하게 차지하게 된다. 핵심이 되는 최소한의 문헌으로도 방대한 양의 문헌만큼 참고문헌으로서 역할을 할 수 있다. 더 필요한 참고문헌이 있으면 출판된 논문의 온라인 판에 추가할 수 있고, 온라인 상에서 효과적으로 문헌검색을 할 수 있기 때문이다.

게재가 승인되었으나 아직 출판되지 않은 논문을 인용하는 경우 “인쇄 중(in press)” 또는 “근간(近刊, forthcoming)”으로 기술한다. 투고하였으나 아직 게재 여부가 결정되지 않은 원고를 인용할 경우에는 서면동의를 얻어 본문에 “미발표 자료(unpublished observations)”로 기술한다. 출판된 논문은 사용된 데이터 세트의 고유하고 영구적인 식별자를 인용해야 한다. 필수적인 핵심정보가 아니면 공개된 출처에서 얻을 수 없는 자료를 개인 통신(personal communication)으로 인용하는 것을 삼가야 한다. 꼭 필요한 경우에는 본문에서 정보 제공자의 이름과 제공 일자를 괄호 안에 기재하여 인용한다. 과학논문의 형식으로 작성된 자료인 경우는 저자의 서면동의를 받고 자료의 정확성 또는 정보원의 신뢰성을 확인하여야 한다. AI의 생성물을 주요 소스로서 참고 문헌에 넣는 것은 허용되지 않는다.

모든 학술지는 아니지만 일부 학술지는 인용된 참고문헌이 정확하게 기재되었는지 점검한다. 가끔 출판된 논문에서 참고문헌 서지사항의 오류가 발견되기도 하는데 이러한 오류를 줄이기 위하여 저자는 인용된 학술지의 인쇄본이나 PubMed 같은 전자 서지정보 자원을 이용하여 인용된 참고문헌의 정보를 반드시 확인하여야 한다. 특히 저자는 취소된 논문이 인용되지 않았는지 확인할 책임이 있으며, 문맥 속에서 언급하는 것 외에는 취소된 논문을 정식으로 인용하면 안 된다. MEDLINE에 색인되는 학술지에 발표된 논문의 취소에 대하여 ICMJE는 PubMed가 취소된 논문에 대한 권위 있는 정보를 갖고 있다고 생각한다. MEDLINE에서 취소된 논문은 PubMed에서 "Retracted publication [pt]"로 찾을 수 있는데(www.ncbi.nlm.nih.gov/pubmed/?term=retracted+publication+[pt]) 각괄호 안의 "pt"는 출판 형태를 의미하며, PubMed의 취소된 출판물 명단으로 이동시켜 준다.

참고문헌은 본문에서 처음 인용된 순서대로 번호를 붙인다. 본문, 표 및 그림에서 인용된 참고문헌은 괄호 안에 아라비아 숫자로 기술한다.

표와 그림에서만 인용된 참고문헌은 특정한 표 또는 그림이 본문에서 인용된 순서에 따라 번호를 붙인다. 인용된 문헌의 학술지명은 MEDLINE에서 사용하는 학술지명 형식(http://www.ncbi.nlm.nih.gov/nlmcatalog/journals)에 따라 학술지 약어명으로 기술한다. 그러나 본문 내 참고문헌의 인용방식은 학술지에 따라 괄호 안에 참고문헌의 인터넷 링크(electronic reference)를 기술하기도 하고, 본문 뒤에 참고문헌 번호를 기술하기도 하기 때문에 저자들은 투고하고자 하는 학술지의 투고규정을 참조해야 한다.

ii. **형식**(Style and format)

참고문헌의 기재양식은 미국국립의학도서관의 International Committee of Medical Journal Editors (ICMJE) Recommendations for the Conduct, Reporting, Editing and Publication of Scholarly Work in Medical Journals: Sample References (http://www.nlm.nih.gov/bsd/uniform_requirements.html)를 따르며, 미국국립의학도서관의 Citing Medicine 2판(http://www.ncbi.nlm.nih.gov/books/NBK7256/)에 상세하게 설명되어 있다. 이들 자료는 새로 개발되는 매체를 통해 정기적으로 갱신되고 있으며, 현재 인쇄물뿐만 아니라 시청각 매체, CD-ROM, DVD, 디스크, 인터넷 자료 등이 포함된다.

h. 표(Table)

표는 본문의 내용을 집약적으로 발췌하여 효과적으로 보여주는 것으로 필요한 정보를 더 상세하고 정확하게 나타내기도 하며, 본문보다 표에 자료를 정리함으로써 본문의 길이를 줄이는 효과가 있다.

표는 특정 학술지의 투고규정에 따라 작성하되 오류를 피하기 위하여 학술지 투고 사이트에서 제공하는 편집기에 표 작성 프로그램이 있다면 그것을 이용하는 것이 가장 좋다.

본문에서 인용되는 순서대로 표에 번호를 붙이고 각각에 제목을 붙인다. 표의 제목은 짧게 작성하되 제목만 보고도 본문을 참조할 필요 없이 표의 내용을 이해할 수 있을 정도의 정보를 담고 있어야 한다. 제출된 모든 표는 본문에서 인용되어야 한다.

행(column)마다 짧거나 약어로 된 표제(heading)를 만든다. 표제에서 제시하기 힘든 설명문은 표 밑에 각주를 만들어 기술한다. 표에서 사용된 모든 비공식 약어는 모두 각주에서 약어해설을 해야 하며, 표 내용에 대한 설명이 더 필요한 경우 부호를 사용하여 각주에 설명을 추가한다. 부호는 학술지에 따라 알파벳 또는 *, †, ‡, § 같은 기호를 사용할 수 있기 때문에 저자들은 학술지 투고규정을 참조하여야 한다. 평균의 표준편차와 표준오차와 같은 통계학적 척도를 구체적으로 밝힌다.

다른 저자의 출판 또는 미출판 저작물의 자료를 이용할 때에는 저작권자로부터 사용 허가를 받아 원전의 출처를 명시해야 한다.

인쇄본으로 출판하기에 용량이 너무 큰 백업 자료를 담은 추가적인 표는 학술지의 온라인 판으로 출판하는 것이 적합하며, 기록보관소에 자료의 보관을 위탁하거나, 요청하는 독자에게 저자가 직접 제공할 수도 있다. 가용한 추가 자료가 있다는 사실과 자료를 얻을 수 있는 방법을 본문에 적절하게 기술하여야 한다. 저자는 원고를 투고할 때 이러한 추가 자료를 함께 제출하여 전문가 심사자가 열람할 수 있게 해주어야 한다.

i. 그림(Illustrations, Figures)

원고에 포함된 그림의 디지털 영상은 인쇄본에 적합한 형태로 제출되어야 한다. 대부분의 논문 투고 시스템은 영상의 질에 관한 자세한 안내를 하고 있으며, 원고가 투고되면 영상 자료를 점검한다. 인쇄물로 투고하는 경우 전문적으로 작도 또는 촬영한 것이거나 사진 품질의 디지털 인쇄물이어야 한다.

병리조직 표본이나 현미경 사진뿐만 아니라 영상의학 영상이나 기타 임상 및 진단 영상자료 등은 고해상도의 영상 파일로 제출해야 한다. 전후 비교(before-and-after) 영상은 동일한 강도, 방향 및 빛의 색깔로 촬영되어야 한다. 블로팅 사진은 많은 과학 논문에서 일차적인 증거로 이용되기 때문에 편집인들은 학술지 웹사이트에 블로팅 원본 파일을 별도로 제출하도록 요구하기도 한다.

일부 학술지는 제출된 그림을 새로 그리기도 하지만 대부분의 학술지는 원본 그대로 인쇄한다. 그림에 추가되는 글자, 숫자, 기호는 선명하고 일정해야 하며, 출판과정에서 그림을 축소하더라도 글자를 읽을 수 있을 만큼 충분한 크기가 되어야 한다. 그림은 슬라이드 발표에 그대로 이용되는 경우가 많아서 가능하면 그 자체로 독해가 가능한 수준으로 제작되어야 한다. 그림의 제목과 설명문은 그림 자체와 구별되는 레전드(legend)에 속하는 부분이다.

현미경사진은 사진 안에 축척을 표시한다. 사진 안에 기호, 화살표, 또는 글자 등이 사용되었을 때는 식별이 쉽도록 사진의 배경과 대조를 이루어야 한다. 그림에 삽입된 축척을 설명하고, 사용된 염색법을 명확히 밝힌다.

그림은 본문에서 인용된 순서대로 번호를 붙인다. 이전에 출판된 그림인 경우에는 저작권자로부터 그림 사용에 대한 서면 허가를 받고 원전의 출처를 밝혀야 한다. 사용 허가는 공공문서를 제외한 저자나 발행인과 무관하게 요구되는 부분이다.

원고에서 그림의 레전드(제목과 설명문)는 본문과 별도의 페이지에 각 그림에 상응하는 번호를 기술한다. 그림에서 특정 부위를 표시하기 위해 부호, 화살표, 숫자 또는 글자가 사용된 경우에는 각각을 레전드에 명확히 밝혀야 한다.

j. 측정단위

길이, 높이, 무게 및 부피의 측정치는 미터법 단위(meter, kilogram, liter) 또는 그의 십배수 단위로 기록한다.

학술지가 별도로 규정하지 않는 한, 온도는 섭씨로, 혈압은 mmHg로 기록한다. 혈액학, 임상화학 또는 기타 측정치의 단위는 학술지에 따라 다를 수 있다. 저자는 투고하고자 하는 학술지의 단위에 대한 투고규정을 참조하여야 하고, 필요하면 지역별 특정 단위체계와 국제단위체계(International System of Units, 이하 SI로 약함)의 두 가지 방식으로 모두 기술한다.

그러나 아직 SI 단위가 전세계적으로 통용되는 것은 아니기 때문에 일부 학술지들은 저자에게 SI 단위 이외의 단위나 기타 다른 단위를 추가로 기술할 것을 요구하기도 한다. 약물농도는 SI 단위나 질량 단위로 기술하지만 다른 적절한 단위가 필요할 때는 괄호 안에 단위를 병기해야 한다.

k. 약어와 부호

약어는 표준약어만 사용하여야 한다. 표준화되지 않은 약어를 사용하면 독자가 혼동하기 쉽다. 논문 제목에는 약어를 사용하지 않는다. 표준 측정 단위의 약자를 제외하고 약어는 처음에 나타날 때 먼저 약어의 철자를 풀어 쓰고, 괄호 안에 약어를 기술해야 한다.

B. 투고

원고는 투고편지(cover letter)와 함께 또는 완전한 학술지 투고 형식에 맞추어 투고되어야 하며, 다음과 같은 정보가 포함되어야 한다. 중복출판으로 간주될 소지가 있는 동일하거나 매우 유사한 연구의 논문 투고 또는 출판 여부에 관한 내용. 해당사항이 있으면 새로 투고하는 논문 원고에 이들 문헌을 특정하여 인용하여야 하고, 문헌 사본을 함께 제출하여 편집인이 판단하는 데 협조하여야 한다(III.D.2 항 참조).

논문 원고나 저자의 공시 양식에 이해충돌을 야기할 수 있는 재정적 또는 여타 관계와 활동에 관한 정보가 들어있지 않은 경우에는 별도의 고지문을 추가한다(II.B 항 참조).

저자됨과 관련한 내용: 공저자 모두에게 기여 내용을 요구하지 않는 학술지의 경우에는 투고편지에 다음과 같은 내용이 포함될 것을 요구하기도 한다: 모든 공저자가 원고를 검토하고 승인했다는 점, 이 권고안의 앞 부분에서 서술한 저자됨의 요건을 충족한다는 점, 연구진실성을 담보하는 별도의 양식을 제출하지 않는 경우에는 모든 공저자들이 투고하는 원고의 연구진실성에 동의한다는 점 등이 포함된다(II.A 항 참조).

책임저자 연락처: 원고 내에 저자의 연락처가 기술되지 않은 경우 원고의 수정 및 최종 승인을 위해 저자들과 연락을 취할 수 있는 책임저자 정보가 필요하다.

연구 수행과 관련한 우려가 제기되거나(예를 들어 연구기관이나 심의기구 등을 통하여), 시정 조치가 권고된 경우에는 편지나 정해진 양식을 통해 편집인에 이 사실을 알려야 한다. 편지 또는 양식에는 원고가 목적하는 특정 학술지의 논문 형식이나 형태와 같은 편집인에게 유용한 추가적인 정보가 담겨야 한다. 만약 투고하는 원고가 이전에 다른 학술지에 투고된 적이 있는 경우에는 해당 학술지의 편집인, 전문가 심사자의 심사평과 저자의 답변을 함께 제출하면 도움이 된다. 편집인은 저자에게 이런 자료 제출을 요청함으로써 심사 과정을 신속히 진행할 수 있고, 투명성과 정보의 공유를 제고할 수 있다.

많은 학술지들은 저자들이 학술지가 요구하는 모든 구성요건을 충족시키는 데 도움이 되도록 투고 전 원고점검표를 제공한다. 일부 학술지는 CONSORT와 같은 특정한 연구인 경우에는 해당 연구에 특정한 원고점검표를 요구하기도 한다. 저자들은 학술지가 이러한 원고점검표를 요구하는지 확인해야 하고, 원고를 투고할 때 함께 제출해야 한다.

그림을 포함하여 이미 출판된 저작물을 이용하거나, 신원이 드러날 수 있는 보고를 해야 하거나, 연구에 기여한 인물을 언급해야 하는 경우에는 상응하는 사용 허가를 얻어 원고와 함께 제출해야 한다.